U0380284

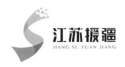

医疗援助标准探索与实践

——医疗人才"组团式"援助新疆模式

主　编：关永健

副主编：丁　强　陈　彦

编　委：（按姓名首字笔画排序）

丁　强　王　婷　艾斯卡尔·白西尔　关永健

米力努尔·艾尼瓦　刘济生　地里努尔·玉山

任向东　华海庆　李春雨　宋宁宏　张　成

张振海　陈仁云　陈　彦　季　辉　范文琴

赵　沛　姜　东　南向萍　徐祥贵　靳珍珍

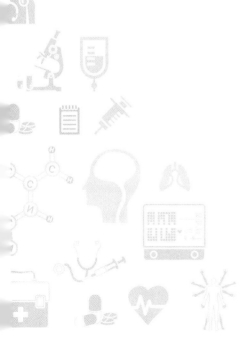

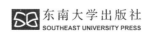

东南大学出版社
SOUTHEAST UNIVERSITY PRESS

图书在版编目(CIP)数据

医疗援助标准探索与实践:医疗人才"组团式"援助新疆模式/ 关永健主编． -- 南京:东南大学出版社,2020.11
ISBN 978-7-5641-9116-0

Ⅰ.①医… Ⅱ.①关… Ⅲ.①医疗队-技术援助-标准-研究-新疆 Ⅳ.①R199.2

中国版本图书馆CIP数据核字(2020)第178291号

医疗援助标准探索与实践——医疗人才"组团式"援助新疆模式

主　　编:关永健
出版发行:东南大学出版社
出 版 人:江建中
社　　址:南京市四牌楼2号(邮编210096)
网　　址:http://www.seupress.com
经　　销:全国各地新华书店
印　　刷:江阴金马印刷有限公司
开　　本:700×1000　1/16
印　　张:14.25
字　　数:300千
版　　次:2020年11月第1版
印　　次:2020年11月第1次印刷
书　　号:ISBN 978-7-5641-9116-0
定　　价:90.00元

本社图书若有印装质量问题,请直接与营销部联系。电话(传真):025-83791830。

序

援疆是一种情怀，更是一种精神。

一群来自扬子江畔、黄海之滨的白衣天使，舍小家、为大家，远赴万里之外的帕米尔高原，用责任和担当在新疆开拓出一条医疗惠民生、促团结之路。他们是江苏人民的骄傲！

对口支援新疆是国家战略。自从2010年党中央把对口支援新疆克孜勒苏柯尔克孜自治州（书中简称：克州）的任务交给江苏后，江苏将保障和改善民生作为援助克州的重点和优先项，从人才、技术、管理、资金等方面，下大力气帮助克州各族群众解决就业、教育、住房、医疗等民生问题。医疗卫生是民生的重要内容，9年来，江苏省对口支援新疆克州前方指挥部累计安排亿元资金，并从江苏省卫生健康系统累计选派328名医务人员支援克州卫生健康事业发展。特别是2016年，由中组部牵头、国家卫健委具体实施的医疗人才"组团式"援疆工作正式启动，江苏省积极响应党和国家的号召，精选8家省属医院的人才全力支援克州人民医院。他们按需选派、集团作战，通过"院包科""师带徒"的工作方式，全力把克州人民医院打造成为一所名副其实的三级甲等综合医院，在祖国的最西部边陲为边疆的医疗卫生事业贡献力量。

医疗人才"组团式"援疆是党和国家根据新疆实际发展需要开展的一项重大援疆创新举措。国家和新疆维吾尔自治区出台了一系列政策文件，为医疗人才"组团式"援疆工作指明了方向。同时，由于支援方、受援地以及援疆医务人员等具体情况的不同，各地援疆工作的重心和着力点也不相同，"院包科"该怎么做？"师带徒"怎么认定可以出师？如此诸多问题，全国一直未形成统一的标准。因此，构建一套科学化、规范化、精准化的标准，对于深入推进医疗人才"组团式"援疆工作十分必要。

为此，江苏省对口支援克州前方指挥部在2017年7月率先提出"建立医疗人才'组团式'援助工作标准体系"的工作思路，成立了由江苏对口支援克州前方指挥部、江苏省人民医院、克州人民医院三方组成的标准化研究小组，开启了医疗援疆标准化工作的序幕。在标准编制过程中，工作组一直以坚持标准的协调性、实用性和先进性为指导方针；依据"简化、统一、协调、优化"原则，找准问题，精准施策，制定了明确的医疗人才"组团式"援疆工作机制、目标要求、实施措施、考核体系等指标；规定了援疆干部工作队"组团式"医疗援助的术语和定义，以及援助管理、协助受援医院管理、学科建设、人才培养、评价与考核等要求。

具有明确的标准是项目成熟的重要标志，是学科发展水平的重要体现。标准既是一个项目先进技术和水平的有效载体，又是促进项目发展的有效动力。标准的发布、实施和改进，会促使执行部门形成更好的机制、制定出更切实可行的措施，进一步推动医疗人才"组团式"援疆工作，从而达到真情援疆、科学援疆、持续援疆的目标，进而打造出一支高素质、带不走的当地医疗人才队伍，提升当地整体医疗水平。

习近平总书记说过，新疆一盘棋，南疆是棋眼。中组部明确要求，要将"组团式"医疗援疆打造成为"体现中央关怀、惠及各族群众、促进民族团结"的民心工程、品牌工程。本书记录了第二批江苏"组团式"医疗援疆工作的点点滴滴，记录了这批援疆医生们在工作中自觉担当民族团结使者，与医院同事、各族患者交流、交往、交融，像石榴籽一样紧紧抱在一起，为祖国边疆稳定、民族团结无私奉献的感人事迹。

本书侧重对医疗援疆这项工作进行系统的疏理和理性思考，将有关工作经验、方法上升为标准，希望留给后来者学习借鉴，以便他们尽快了解、熟悉工作，从而高质、高效地开展工作，保障新疆各族群众身体更健康、生活更美好！

目 录

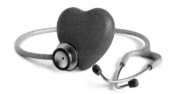

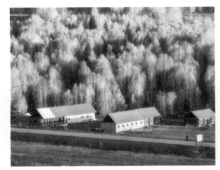
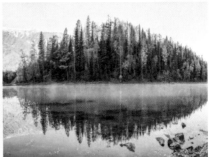
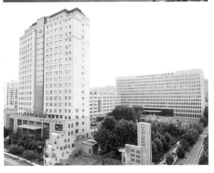

医疗人才"组团式"援疆模式创新研究

消除贫困、先富帮后富、实现共同富裕，是社会主义的本质要求，也是我国政治制度的独有优势。从20世纪末起，全国19个省市响应党中央号召开展对口援疆工作。除了在产业、项目、资金上的支援帮助外，还特别注重加大人才援助力度。这些战略举措对于助推新疆培育自我"造血"能力、保障和改善民生、打赢脱贫攻坚战起到了关键作用。

医疗人才"组团式"援疆（以下简称"组团医疗"），是近年来我国对口支援工作中一项富有实效的创新举措。其主要做法是，在中组部及东部省市组织部门的统一领导下，选择新疆（主要是南疆地区）的综合性医院，按照精准对接需求，突出重点、难点的原则，选派政治素质好、业务能力强、管理水平高的骨干人才，组建"组团式"援助工作队，分批次（一般三年一批，中间一年或一年半部分人员轮换）帮助受援医院提高专业技术和管理水平，培养一支带不走的专业人才队伍。

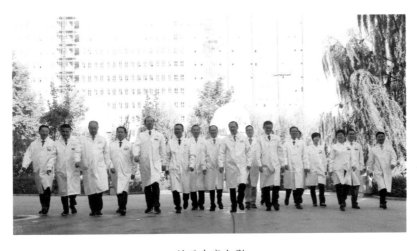

援疆专家合影

一、突出把握"团队化""持续性"两个关键点

做好"组团医疗"工作，应牢牢抓住"团队援助"和"持续援助"两个关键要素，整体性、长久性地助力受援医院的振兴发展。

（一）"组团式"彰显团队优势

美国学者韦伯斯特曾说过："人们在一起可以做出单独一个人所不能做出的事业：智慧、双手、力量结合在一起，几乎是万能的。"可见团队力量之大。

1.从单一、分散到"组团式"是人才援助工作的一次裂变和突破

"组团医疗"援助实现了由点到面、由局部到整体的跃升。首先，是思路的突破。单一、分散式援助，解决的是随机性、个体性问题，而"组团医疗"力求从根本上改变受

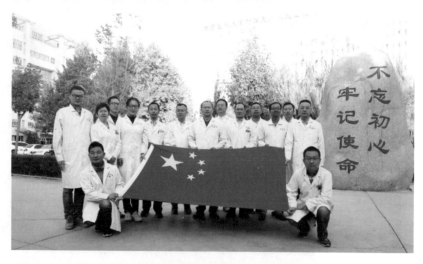

援疆专家合影

援单位技术落后问题，有目标、有措施、有考核。其次，是载体的突破。单一、分散式援助，缺少配套机制和平台支撑，只能靠个人能力，而"组团医疗"是团队协助、整体推进，有强大的后方支援和保障机制。第三，是成效的突破。花盆再美也变不成花园，个人能量再大也无法与集体相比。"组团医疗"援助的成效是全面的、机制性的。

2."组团医疗"不是简单、机械地召集一群人，而是组建一个有朝气、有凝聚力、有战斗力的团队

要凸显"组团医疗"成效，团队建设尤为关键。首先，要确立援助目标。以鼓舞人心的目标引导全体队员，并通过规划、计划将目标具体化，分解细化到每一个时间段、每一位队员，让人人身上有担子、有责任。其次，要狠抓落实。通过引进新理念、开展新项目、推广新技术、搭建新平台、带教新"徒弟"等具体举措，逐一推动目标落地落实。第三，形成握指成拳的合力。队员之间相互信任、相互配合、相互支持，努力形成团结互助、有担当有作为、勇于创新、乐于奉献的团队精神和1+1>2的合力。

3."组团医疗"带动受援地人才工作水平的提高

"组团医疗"援助的均为新疆地、市、州中心医院，这些单位的医疗技术水平、医疗服务水平有了提高，人才队伍建设有了起色和成效，就能对整个区域有带动、引领作用。首先，要做到重点突破。突破人才培养工作瓶颈，必须集中力量抓住人才重点单位和重点队伍建设，取得成效、形成经验，并推动面上工作上层次上台阶。其次，要向基层辐射。"组团医疗"依托受援医院，通过远程信息平台、"师带徒"机制等，将援助和服务延伸到基层，组建"医联体"，带动整个受援地区医疗水平的提高。第三，寻求后方支持。"组团医疗"的后方单位与受援地建立对口支援关系，不光支援一家医院，还要通过远程信息平台建设、举办培训班、人才柔性支援、受援地派人跟班学习等多种方式，扩大援助面，为受援地培养更多医疗人才，达到一点开花、全面受益的效果。

(二)"组团医疗"秉持持续推进原则

人才援助是一场持久战，要在善始善终中善作善成，在持续用力中久久为功。

1.持续援助以达治本之效

人才培养具有长期性、复杂性、艰巨性的特点，改变贫困地区人才困境，绝非一朝一夕、一两次或一段时间帮扶就可以做到的。首先，要提高政治站位。对口支援是国家战略，必须树立长期援助、持续援助、科学援助的理念，一茬接着一茬干，一锤接着一锤敲，不达目标决不收兵。其次，要埋头苦干。人才援助无捷径可走，必须以"功成不必在我，功成必定有我"的韧劲，下苦功夫，花大力气，持续用力，久久为功。最后，必须系统谋划。人才援助是个系统工程，必须坚持系统布局、重点突破、标本兼治的方针，转观念，打基础；育骨干，建队伍；强筋骨，能"造血"。既解燃眉之急，更具长久之效。

2.制订科学务实的中长期援助规划

规划引领，对于"组团医疗"取得实效至关重要。首先，深入调研。东部省市组织部门在"组团医疗"援疆之初牵头组织专家，深入受援地开展调查研究，实地了解受援医院的基本情况，掌握医疗人才队伍现状及援助需求，做到掌握实情、了解需求，形成高质量的调研报告。其次，编好规划。要认真编制切实可行、系统科学的中长期援助规划，包括指导思想、基本原则、主要目标任务、方法举措、体制机制、组织保障、考核评估等等，为切实做好援助工作提供纲领性指导。第三，抓好落地落实。每一批"组团医疗"工作队均应遵循规划指导，制订三年及年度工作计划，通过辛勤工作和创新实践，将规划蓝图一步一步变成现实。

3.建立健全科学高效的援助机制

"组团医疗"应努力建立科学高效的组织、运行、保障、激励、考核等工作机制。首先，建立援受双方沟通顺畅、权责明晰、务实高效的组织机制。双方成立专门机构，定期研究、会商，解决援助工作中出现的新情况、新问题，推动援助工作向纵深发展。其次，建立双方人员相互认同、相互配合、相互支持的运行机制。缩短援疆人才到受援医院工作后的磨合期，使他们快速融入新集体，顺利开展援助工作，这其中既有行政、制度等方面的因素，也有情感、文化交融等方面的因素，科学、高效、互补的运行模式将促使援助工作达到事半功倍的成效。第三，建立明确有效、关爱关怀的保障机制。其中既包括援疆项目开展、资金投入等工作经费的保障，也包括对援疆人才在职称晋升、援助津贴、医疗保险、休假、节日慰问等方面的保障。第四，必须建立激发援疆人才内在动力和合作共赢的利益共享机制。鼓励援疆人才克服短期应付心理，真正做到"下得去、蹲得住、帮得实"，形成与受援医院、带教"徒弟"内外互动、相辅相成、共同成长、合作共赢的局面，变单向支援为双方合作，推动共同发展。第五，建立定量与定性结合、导向明晰的考核评价机制。组织部门牵头，采取听取工作汇报、查阅文件资料、访谈调研、现场察看等方式，每年对援疆绩效进行考核，激励先进，鞭策后进。

二、重点选派"管理型""专业型"人才

"组团医疗"工作队成员一般来自东部省市技术水平较高的专业单位，抽调的人员中既有管理骨干，也有专业技术人才。

（一）围绕援疆目标，对接需求，做好管理服务

做好医疗人才援疆工作，需要援受双方共同重视，协调联动。

1.受援地明确需求，搭建舞台

受援地区既要明确需求，更要提供承接服务。首先，提出科学务实的需求。受援地组织部门牵头抓总，会同卫生健康主管部门，围绕援疆规划目标，遵循解决问题、突出重点、循序渐进、系统推进等原则，提出人才需求方案，防止片面追求高学历、高职称和贪大求全、急于求成，把受援医院急需、来了能解决实际问题、又可以带出当地人才队伍的人才引进来。其次，腾出位置，搭好舞台。对援疆人才充分信任，腾出相应领导和业务部门岗位，对其委以重任，为他们创造宽松和谐的工作环境，提供必要的条件、平台，让他们放开手脚施展才华。

2.援派省市主动对接，选优派强

援派省市应提高政治站位，顾全大局，选派优秀人才参加援疆工作，不能敷衍了事，更不能将本单位"闲人"或"刺儿头"拉来充数。第一，把对口援疆作为培养锻炼干部人才的平台和机遇。精心挑选政治素质好、业务能力强、管理水平高、身体健康、有追求有潜力的优秀年轻人才到边

疆经受锻炼，磨砺品格，增长才干。第二，必须做好后援保障。关心关爱援疆人才的学习、工作、生活和家庭情况，切实为他们办实事、解难题，解决后顾之忧，让他们专心在受援地工作。第三，正向激励。大胆重用表现优秀的援疆人才，形成正向激励导向，鼓励优秀人才踊跃参加援疆工作。

3.援受双方加强沟通，密切配合

援受双方加强协作，密切配合，形成合力。第一，掌握动态。建立定期、密切的互动沟通机制，及时掌握援疆工作、援疆人才动态、实情。第二，共同管好队伍。援疆人才既受派出单位领导，日常工作又以受援地管理为主，同时还有"组团医疗"工作队的自我管理。三方各有侧重。如果各方面的工作都做得好，就会形成良性循环，促进援疆工作顺利开展；如果各方面工作做得不好，看似多方管理，其实谁都没有真正管好管住，甚至会出现"三不管"的情况。所以必须加强理念对接、工作对接、管理对接，突出制度建设和细节磨合，形成既严格又高效的日常管理运行体制。第三，搞好服务。除了工作生活保障外，更要关心援疆人才的思想动态和心理健康，多开展谈心、谈话活动，定期举办文体活动，让他们工作舒心、生活开心、家人放心。

（二）聚焦管理升级，精心选派管理骨干

领导水平的高低，直接决定一个单位工作水平的高低，所以必须精心挑选"组团医疗"工作队领导。

1.精挑援助工作队领导班子成员

"组团医疗"工作队队长，一般从援派牵头医院领导班子成员中选派，该同志作为队长，应既有专业背景，又有丰富领导经验；工作队副队长，一般为相融性好、执行力强的专业领导干部。队长到受援医院可以担任院长（受援地干部任党组织书记），也可以担任分管业务工作的常务副院长。如担任院长，可从管理理念、体制机制、人才培养等全局角度，将先进的管理模式和经验"带土"移植，帮助受援医院建立现代管理制度，提高管理水平；如担任常务副院长，主要任务是协助受援医院领导更新管理理念、优化管理模式、制订技术提升方案等。上述两种任职方式各有优势：担任院长对队长人选要求高，除专业能力外，更需要突出的抓班子、带队伍、打开工作局面的能力；担任常务副院长，更侧重于业务管理能力。

2.优选中层骨干

"组团医疗"工作队的中层骨干一般需要2~3名，从援派医院重点业务部门年轻骨干中优选，可以到受援医院担任重点业务科室负责人。必须选派工作队中团队意识强、配合能力强的专业技术骨干担任受援医院的科室常务副主任；或者与受援医院的原科室负责人共同任职（双主任制，任AB角）。主要任务有：一是根据"组团医疗"工作队的分工，协助队长、副队长做好工作队管理工作；二是做好受援医院科室工作，加强科室管理，积极开展学科建设，不断提升工作绩效；

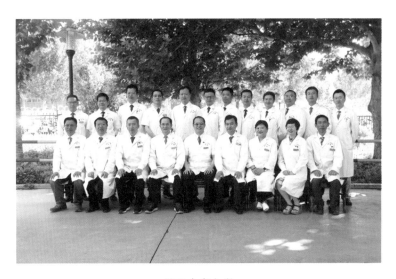

援疆专家合影

三是完成医疗援疆任务，带头开展新业务、新项目，做好带"徒弟"工作。

（三）着眼重点任务，精心选派专业技术人才

人才是第一资源。人才援助工作就是要选好援疆人才，使之引领、培养、推动新疆本土人才的成长、成才。

1.选派重点业务方面的技术人才

围绕受援地民生需要和受援医院重点业务提升需要，着重选派那些在医疗专业领域有一技之长的优秀中高级人才参加援疆，这类人才是"组团医疗"工作队的主体。遵循"急需且量大"原则，针对受援医院不能开展或开展得不好的业务项目重点突破，充分关注受援地重点疾病谱和向外转诊、死亡率排名靠前的病种等情况，把援疆人才用在"刀刃上"。选派人才应避免两种倾向：一是片面追求"大而全"，平均用力；二是过分追求"高精尖"，却忽视这些技术和项目能否落地、能否承接、能否运用。同一专业援疆人才超过1人时，采取中青年、高级中级职称搭配方式选派，形成梯次结构，便于工作开展。

2.选派专业技能人才

专业技能人才是指在医疗一线岗位，具备精湛操作技能，并在工作实践中能够解决关键技术和工艺操作性难题的人员，包括技师、高级技师乃至技能大师（护理师、医技师等）。这类高技能人才新疆更为缺乏，很多医院硬件设施、仪器设备等配置齐全，因缺乏专业技能人才，只能眼睁睁看着设备设施"睡大觉"。专业技能人才可以与专业技术人才一并参加援助，形成多学科联合"小组团"，也可以单独专门选派。这些人才与专业技术人才一样，除开展业务工作外，更应做好帮带"徒弟"工作。

三、聚焦完成"骑车带人""教人骑车"两大任务

"组团医疗"着重聚焦两大任务:一是围绕医疗惠民,拓展业务,提升能力;二是建立"传帮带"制度,培养一支技术水平信得过、服务能力过得硬、当地留得住的医疗人才队伍。

(一)"骑车带人"

所谓"骑车带人",就是帮助受援地医院解决以往做不了的业务难题,提升能力水平。

1.管理移植:更新观念、完善制度

提高管理水平是龙头工程、治本之策。"组团医疗"援助工作队在受援地领导及受援医院支持下,对管理重点环节、关键要素等进行"问诊",提出系统改进方案并付诸实施。第一,引进先进观念。针对受援医院实际,从解决问题入手,"带土"移植先进医院的管理经验和做法。第二,加强信息化建设。借助信息化手段提高受援医院管理标准化和规范化,引入"互联网+"理念和技术,建设远程信息平台系统,在援受双方之间开通远程会诊、远程查房、远程设备诊断、远程培训等,实现人力、技术、设备资源共享。第三,优化制度。建立健全受援医院质量控制、安全管理、人力资源绩效管理等制度,优化管理流程,提高工作效率。

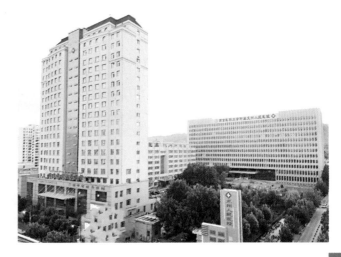

南京医科大学附属
克州人民医院全貌

2.引进新技术、新业务

医疗质量和水平，是衡量一个医院的主要指标。首先，坚持问题导向。"组团医疗"发挥自身人才智力优势，指导、示范、带教当地专业人员，开展以往无法开展或开展成效不太好的新技术、新业务、新项目，提高受援医院的服务能力和水平。同时，将这些新技术、新业务的操作要点、质量控制、指标参数等内容，手把手教给当地"徒弟"，让这些技术真正落地生根，用得起来。其次，拓展新业务。根据前期调研成果，相机组建新的业务科室或在本科室内成立新业务小组，也可以跨学科、多科室组建"专家团队"。同时，加大投入，添置、更新设施设备，搭建技术、科研平台，通过引进新技术拓展业务，填补医疗技术空白。第三，通过援疆项目巩固、推广新技术。"组团医疗"工作队每年根据援助（疆）规划实施重点项目，这些项目主要围绕受援医院的发展需要，着力于改善民生、服务群众的目标，依靠政策、资金、制度的支持，推动并保障引进、推广新技术、新业务。

3.凸显援助的社会效益

人才援疆工作不仅仅是技术帮扶，更是增进受援地区群众福祉的政治工程、民心工程、民族团结工程。第一，让群众受益。援疆工作直接服务受援地群众，从群众最关心、最需要的"看病难"问题切入，为他们带来看得见、拿得着的实惠。第二，开展惠民活动。"组团医疗"工作队利用节假日深入高原、牧区、边境乡村，开展慰问、咨询、义诊等广受欢迎的惠民活动，让群众在家门口（就能）感受到党和政府的关怀与温暖。第三，加大宣传发动。一方面，可以让更多群众了解党中央和东部省市支援边疆、贫困地区的好政策、好做法，积极参与其中并从中获益；另一方面，可以宣传推广对口援疆工作所取得的实际成效和涌现出来的先进典型，营造全社会关心、理解、支持援疆工作的良好氛围。

（二）"教人骑车"

所谓"教人骑车"，就是为受援医院培养一大批品德高、技术强的医疗业务骨干。要做好这项工作，可从"医院、科室、徒弟"三点发力。

1.营造育才、引才、用才的良好氛围和环境

受援医院应抓住机遇，借力援助力量，发挥主体作用，主动改革创新。第一，摸清"家底"。掌握医院人才的数量、结构、素质及分布状况，查找人才工作中存在的问题、短板。第二，大胆改革。推进医院人事、薪酬、职称评聘等制度改革，出台优惠政策引进人才，引入竞争淘汰机制、改革分配制度，重点向业务骨干、关键岗位、有突出贡献医务人员倾斜。第三，营造氛围。从上至下重视人才工作，努力形成广开门路引才、拓宽渠道育才、不拘一格用才、诚心实意留才的氛围，全力配合"组团医疗"工作队开展工作。

2.实施重点业务科室提升工程

在援疆规划指引下，"组团医疗"工作队整合后方力量资源，以援助重点业务科室为平台，开展"以院包科"业务能力提升工程。第一，挑选重点科室。援助医院选择本院技术力量较为雄厚的科室且受援医院业务需求较多的科室进行对口支援，并将受援医院的该科室打造成重点提升科室。每个重点提升科室制订年度、三年乃至长期攻坚提升方案，围绕新技术新项目，有计划地增加设施设备投入，提升科室技术水平，改善科研条件。第二，实行"首席专家"制。聘任援疆人才担任某专业领域"首席专家"。首席专家应牵头拿出本专业发展提升计划，深入一线指导技术方案的制订和优化，开展技术研讨、攻关和新技术的推广，负责培养和带教学科带头人，并从课题选择、专业能力提升、共同开展科研等方面予以指导，建立和培养一批本专业人才梯队。第三，实现资源共享。援疆人才不光要自己带头勇挑重担，还须发挥牵头协调作用，千方百计调动、整合"大后方"——援助医院乃至援疆省市的资源和力量，采取柔性引才、远程信息平台指导、专家担任"导师"定期辅导、双方合作开展课题研究等形式，形成"后方带前方"帮带模式，切实提升受援科室整体水平。

3."师傅"带"徒弟"

"组团医疗"工作队每位人才都要在受援医院带教一名或多名"徒弟"，"手把手教徒弟'骑车'"。第一，组织好"徒弟"团队。受援医院根据前期摸底调研人才情况，选择思想觉悟高、有一定专业基础、好学上

进并愿意扎根本地工作的年轻人，按照学术带头人、骨干人才和后备人才三级梯次，组成"徒弟团队"，进行重点培养，并按专业对口原则确定"师傅"。第二，因材施教。制订培养计划和考核制度，明确每位"徒弟"的学习任务和考核指标，防止流于形式。丰富带教形式，通过定期举办讲座、现场示范、难题会商讨论、送往援助医院进修等形式，建好培训平台，不断提高带徒质量。切实做好"传帮带"：传，传思想、传技术、传作风；帮，夯实入门基础时帮，遇到困难时帮，攻关升级时帮；带，带徒弟参加学术会议、项目汇报和深入一线锻炼，确保"师带徒"成效。第三，突出培养实践能力和科研能力。

判断一个"徒弟"是否"满师"，一看其能否独自运用新技术要求完成项目，能否独自解决复杂疑难问题；二看是否有较高的科研能力。要提高这两种能力，一是师傅要多带徒弟参加学术研讨和专业培训，开阔视野眼界。二是师傅要多指导徒弟动手实践：先看师傅怎么做，后在师傅指导下试做，最后独自完成。多动手多实践才会熟能生巧，成为行家里手。三是培养徒弟的科研意识和质疑创新精神，通过共同申报科研项目，教授科研方法，不断提高"徒弟"的科研能力和水平。

四、创新开展"标准化""绩效评估"两项探索

医疗人才"组团式"援疆属于近年来对口支援工作中的新探索，这项工作必须通过制订"组团医疗"援助标准和"绩效评估"来扩大成果。

（一）标准化体系建设

实施医疗人才"组团式"援疆以来，虽然工作成效明显、亮点纷呈，但也存在顶层设计系统性不强、援助工作"手法"各异、保障推进机制以及实际成效有差异等问题，因此很有必要就"组团医疗"援疆工作开展标准化研究。

1.标准化是一种"顶层设计"

标准是指为了在一定范围内获得最佳秩序和效益，对现实或潜在问题

制订规则，并由公认机构批准，可供共同使用和重复使用的一种规范性文件。标准化是指制订、发布并实施标准的活动过程，是"简化、统一、协调、优选"的过程。标准体系则是一定范围内的标准，按其内在联系形成的有机整体，也可以说是一系列标准组成系统。

"组团医疗"援疆一般三年一轮换，而且一批中间也有部分人员一年或一年半轮换的，怎么才能保证援疆工作目标不变、力度不减，一张蓝图绘到底？标准化应该是一个非常重要的工作抓手。它可以规范每一轮援助人才在大方向上不发生摇摆和偏移，在重点环节和内涵建设上不偷工减料，使援助工作规划更合理、管理更高效，并且可以在上一轮团队取得成绩的基础上再接再厉，创新突破，不断开创"组团医疗"援疆工作新局面。

2.立足实践,科学制订专业人才"组团式"援助标准体系

"组团医疗"援疆标准以管理服务为主，属服务行业标准，制订的主要内容包括组织领导、人才选派、援助日常管理、援助重点任务、重点项目、运行保障机制、检查考核等。标准体系的构建原则是：以人为本，聚焦精准；重点突出，特色鲜明；简明实用，便于操作；鼓励创新，循环迁升。

"组团医疗"援疆标准的研究和制订一般分为以下几个步骤：

（1）制订标准化工作方案。确定立项申请，成立起草工作小组，对标准的主要内容进行研究。

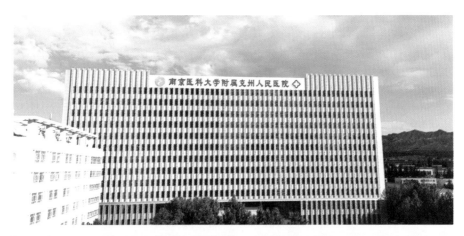

南京医科大学附属克州人民医院新大楼

（2）起草文本。明确编制标准的原则、具体规范内容、援助要求及关键指标参数；编制标准体系表，确定标准制订的优先顺序；制订标准体系表中各项标准，最终形成标准草案征求意见稿。

（3）广泛征求意见。按照规定范围征求意见并起草标准编制说明；召开专家评审会进一步论证评估；上报标准主管机构审核批准等。

（4）标准试点。落实标准化试点单位，成立试点机构，配备专业人员；追踪标准体系实施情况，定期开展检查、评估；针对试点中发现的问题，及时予以修正完善。

3.消除人才援助标准化工作中的误区

切实做好"组团医疗"援疆标准化建设工作，应重点消除以下三个认识误区。

（1）受援地、受援医院情况千差万别，根本无标准可言。这是对标准化工作不了解、不熟悉所致。的确，"组团医疗"援助的对象、任务、基础条件各不相同，个体差异较大。正因有差异，才需要开展标准化研究，建立标准化体系，以此来规范、指导"组团医疗"工作队高效开展工作。标准建设本身是对援疆过程中共同性、可重复性工作进行提炼、总结，然后制订基本规范，并通过实施这些规范进行检查、评估，不断修正、改进，从而促进"组团医疗"援疆工作稳定、高效、持续地推进。

（2）标准化束缚了手脚，影响"组团医疗"工作的创新和活力。其实，"标准化"不是固定不动的意思，而是一个动态的过程。标准的制订是在各地实践的基础上，博采众长，提炼优化而成的规范做法，可有效规避实践中盲目、任性、杂乱、低效等问题。同时，"组团医疗"援疆标准不是强制性技术标准，而是推荐性管理标准，不要求整齐划一地刻板执行，而是鼓励各地各单位根据实际情况因地制宜、灵活运用，鼓励大胆创新，力求丰富多彩，并以此来保证标准体系的不断完善。

（3）可以将标准置之一边，该怎么干还怎么干。标准本身只是一系列规则，不会自动发挥作用。标准制订发布后必须认真实施，不能叶公好龙。如果仍然是想怎么干就怎么干，或者只是拿着标准走走形式，年终总结时"美化""客串"一下，那根本达不到预期效果。

（二）全方位绩效评估

"组团医疗"援疆标准制订后，可以利用其成果，对援疆工作绩效进行科学客观、全面系统的评估。

1.制订一个客观公正、易于操作的绩效评估体系

绩效评估是对个体或组织取得的业绩和成长情况进行考察和评价，要评出实况，估出差距，激发潜力和干劲，必须制订好评估指标体系。

（1）全面观照。"组团医疗"援疆是个系统工程，它需要团队协作、多部门配合，某一个环节、阶段出了偏差，出现短板，都可能影响整体绩效，所以要对援助工作进行全过程评估。

（2）突出重点。突出"骑车带人"和"教人骑车"这两个重点，特别是针对受援医院"整体业务能力"和"人才队伍建设"这两大目标，建立详细绩效指标体系，逐月逐年比对，持续用力，不断推进。

（3）由表入里。处理好援疆工作"'输血'与'造血'""显绩与潜绩""抓眼前与看长远"之间的关系，既重视援助投入，也重视援助产出；既注重项目实施和人才成长，也重视科研能效；既注重当前绩效，更注重长远绩效。所以，指标体系中既要有反映业绩、能力等客观性指标，也要有工作态度、工作表现等主观性指标，并通过定性与可量化指标相结合的方式，明确指标权重，以保证评估的客观公正。

2.创新评估方法和手段

科学、客观、合理的评估方法是绩效评估有效性的保证。

（1）细化评估单元。可分个人（包括援疆人才和"徒弟"）、重点科室、重点项目、援受双方医院及主管部门等，坚持日常自我评估与年终综合评估相结合,特别重视工作过程中填报"工作进展日志"和"月度工作检视报告",以对重点任务进行过程评估。

(2)试行"同行+专家"评议模式。同行评议是组织一批医疗行业医务人员,从专业角度,共同对某项业务工作或某个人进行评价;而专家评议则是聘请医疗行业的专家对某项工作做出权威恰当的评价。"同行+专家"评议法坚持公开性、公正性、可靠性原则,可以大大提高专业领域绩效评估的精准度和可信度。

(3)推动工作对象参与测评和引入第三方评议机构组织评估。以匹配性、适应性、成长性为核心要素,选择第三方评议机构,通过信息采集、问卷调查、访谈座谈、实地考察等方式对"组团医疗"援疆工作进行评估,特别是在与援疆工作关联度较高的人群中开展满意度测评,提高评估的公认度和客观性。

3.成果运用:反馈改进,表彰奖励

评估成果主要运用到两方面:一方面是针对评估情况,特别是评估中发现的问题、短板,各责任主体认真分析、查找原因,及时制订改进方案,认真修正补差,并列入下一轮评估;另一方面则是利用评估结果,对成绩优秀的单位或个人予以表彰,对创新举措、创新成果等予以奖励,树立先进典型,形成正面导向,不断推动"组团医疗"援疆工作取得新的成效。

第一章

援助管理

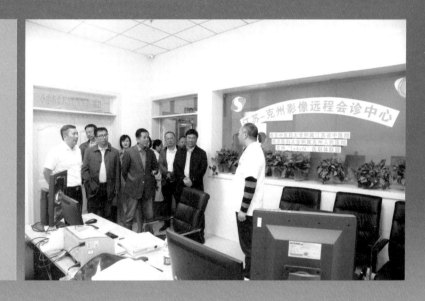

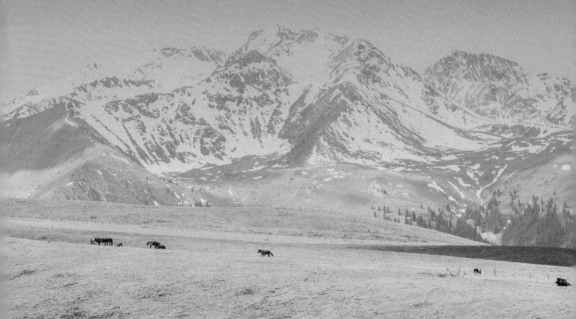

第一节

加强领导：前方指挥部的"一号工程"

2017年入疆以来，江苏省对口支援新疆克州前方指挥部（以下简称"江苏援克前指"或"前指"）高度重视中组部、国家卫生健康委推行的医疗人才"组团式"援疆工作，认真落实新时代党的治疆方略，围绕援疆总目标，具体落实总目标。加强领导、全面规划、全程参与、持续推进、久久为功，推动组团医疗援疆工作取得显著成效，促进了克州人民医院综合水平的提升和克州医疗卫生事业的健康发展。

一、配强管理力量，共同谋划工作

江苏援克前指高度重视"组团式"医疗援疆工作，加强领导，积极谋划，推动有序发展。专门成立了前指医疗人才"组团式"援疆工作领导小组，由前指总指挥亲自挂帅任组长，副总指挥任副组长，各有关行政组和专业组人员参加，切实形成各司其职、齐心协力的良好工作格局。领导小组多次召开会议，研究部署医疗人才"组团式"援疆工作，切实发挥组织领导、统筹协调、联系衔接、督促检查的作用。

前指领导多次带队到克州人民医院，调研医疗人才"组团式"援疆工作开展情况，组织召开由州委组织部、州卫健委、州人民医院以及组团医疗队参加的专题座谈会，听取相关意见与建议，提出推进组团医疗标准化的工作思路，以医院建设、医院管理、人才培养、学科建设为"四个重点"，着力在理念更新、健全机制、提升能力、改进服务、促进交流交往"五个方面"取得突破，为扎实开展工作、提高工作成效夯实基础。

在充分调研的基础上，坚持科学规划、立足当前、着眼长远，加强组团医疗援疆工作顶层设计。江苏援克前指联合克州党委组织部、州卫计委和州人民医院，共同起草制订了《医疗人才"组团式"援疆十年规划（2017—2027年）》《医疗人才"组团式"援疆三年行动计划（2017—2019年）》以及《组团医疗援疆年度工作要点》等指导性文件，对当前以及今后几年的组团医疗援疆工作进行系统部署，将解决现实困难与增强发展后劲相结合，着力促进受援医院进一步整合资源、加强优势，为当地培育更多的内生发展动力，努力实现运营现代化、管理科学化、环境温馨化、流程标准化、操作规范化、交流信息化、服务人性化"七大目标"，推动"组团式"医疗援疆工作取得实实在在的成效。

二、加大资金支持力度，推进项目建设

江苏省委组织部和江苏省卫计委2017年联合印发《进一步加强医疗人才"组团式"援疆工作的实施方案》，对今后9年的医疗人才"组团式"援疆工作进行了全面部署，要求每年安排不少于1300万元专项援疆资金支持克州人民医院建设，其中硬件建设不少于800万元，医疗人才培养、柔性引才、交流交往等软件建设不少于500万元。江苏援克前指还根据工作需要，加大对组团医疗工作的投入，2018年安排援疆资金4400万元、项目6个，其中1亿元以

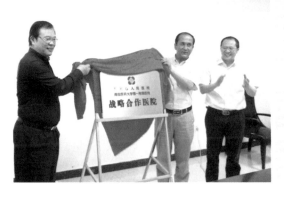

2017年5月江苏省人民医院、克州人民医院战略合作揭牌仪式

上项目有1个、1000万元以上项目2个；2019年援疆金额提高到1.553亿元，援助项目6个，其中1亿元以上项目有1个，1000万元以上项目3个。

2017—2019年，江苏省援助克州重点建设了4个硬件项目：

（1）建立健康管理中心。提供集一站式健康体检、慢病管理、远程医疗会诊、高端诊疗服务等专业化的医疗保障服务，能够高质量地完成全民健康体检、高考体检等各类体检任务。

（2）改造提升爱婴病房和妇儿门诊。优化医院门诊流程，提升硬件设施条件，引进、配备援疆医疗专家，提高妇儿医诊水平，改善患者就医感受。

（3）投资援建柯尔克孜民族医药（以下简称"柯医药"）研究院。总投资150万元，占地面积500平方米。发掘整理现有柯医药文献资料，核实柯医药的实用性和应用历史，展示柯医药挖掘整理成果，对柯医药文化的继承、创新、传播发挥了重要作用。

（4）建设克州医养结合健康扶贫养老中心。利用江苏计划外新增援疆资金1.2亿元，打造南疆地区示范性健康养老中心，成为克州以及南疆地区一流的"养、医、护"三位一体的品牌。

同时，还根据实际情况，实施一些"软"项目。比如，实施健康惠民工程：针对克州高原地区心脏病高发的情况，组织实施"润心计划"24期共207台手术，成功率100%；开展适龄妇女"两癌"筛查1.1万人次；率先开展全民肺结核和中小学生结核菌素筛查，得到自治区疾控中心肯定；深入边远牧区开展"江苏医疗大巴扎""春蕾行动"等义诊45期，为2万多名边疆群众和边防战士送去党的关怀。又如，开展中吉医疗合作：2017年以来，克州人民医院积极探讨建设中国与吉尔吉斯共和国的医疗联合体途径，成立了中吉医疗联合体，并派专人赴吉尔吉斯共和国考察，与吉尔吉斯共和国8家单位签署科研合作协议。

这一个个"硬件""软件"项目，为援疆专家搭建了广阔的发挥才干、干事创业舞台。健康管理中心建成以后，安排援疆专家担任中心主任，负责中心日常运行和管理，锻炼和提高了中心运营能力水平。医疗团队还收集研究体检结果，整理形成当前少数民族群众多发疾病谱，取得了积极的科研成果。

三、加强日常管理，营造健康工作、生活环境

江苏援克前指将"组团式"医疗专家纳入指挥部统一管理，一视同仁，努力做到既优质服务，又严格管理。

1.突出政治建设

以"三会一课"为平台，定期组织医疗队全体成员开展政治学习，组织援疆专家认真学习贯彻习近平新时代中国特色社会主义思想，不断提高政治站位，磨砺对党绝对忠诚的政治品格。坚持以实施党建"双促双提"工程为引领，推动援疆专家积极参与以"强化理想信念、强化奉献精神、强化担当作为"为核心内容的"三学三比三强化"活动，掀起比学赶帮超的热潮，使专家们在倾情奉献中淬炼党性。

2.强化"严管就是厚爱"的意识

安排援疆专家与援疆干部一起吃住在指挥部，实施无差别的管理。制定完善多项内部管理制度，严格执行重大事项报告、晚点名、请销假等规定。认真落实党风廉政建设"两个责任"，强化廉政风险防控，与所有援疆医生签订纪检监察承诺书，时刻绷紧廉洁自律的弦。充分发挥援疆专家特长和作用，组织援疆专家积极参加产业援疆、脱贫攻坚等江苏援克前指专业组工作，推进援疆专家和援疆干部交流交融。

3.关爱援疆医疗人员

参照援疆干部管理要求，结合医疗人员的职业特点，为援疆专家安排

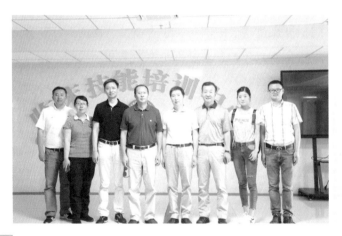

2019年7月江苏省人民医院院领导与专家在克州人民医院考察指导

探亲休假、表彰奖励等各项待遇，创造适宜于工作、生活的舒心环境，营造援疆干部和援疆人才相互尊重、和谐融洽、积极向上的良好氛围。为丰富援疆人员的业余生活，增加团队凝聚力和战斗力，组织援疆干部和援疆医疗人员一起开展健步行、包饺子、读书分享会、保健知识讲座等工会活动；经常性地开展谈心谈话活动，了解他们的思想动态，对干部及专家出现的苗头性、倾向性问题，做到早发现、早提醒、早纠正，把问题消灭在萌芽状态，引导大家始终保持健康、积极、向上的精神状态。前指组团医疗组和党支部分别被自治区总工会、自治州党委授予"工人先锋号""优秀党支部"等荣誉称号。组团医疗组组长、克州人民医院院长丁强被授予"自治区优秀共产党员"称号，组团医疗组副组长、克州人民医院常务副院长刘济生被授予"克州劳动模范"称号。

四、主动对接后方，构建联动机制

根据克州人民医院科室建设需求，在江苏省委组织部、省卫健委的统筹协调下，江苏援克前指与后方单位做好对接，聘任苏州大学附属第一医院、江苏省肿瘤医院、南京医科大学第二附属医院等江苏主委级专家担任克州人民医院以院包科科室的首席专家，以需求为导向，精准选派援疆医学专家，统领学科建设、人才培养等工作，为持续有效帮扶结对科室夯实了基础。克州人民医院组织召开专项会议，多方听取临床一线需求，结合前期院包科要求，最终确定需要援助16个专业的16名专家（每专业1名专家），并形成文件由江苏援克前指报送至江苏省卫生健康委员会、江苏省委组织部。来自江苏省8家单位16个专业的援疆专家不仅是科室学科的带头人和技术骨干，还发挥"桥梁"纽带作用，将前后方资源进一步整合，在远程会诊、多学科讨论、危重病人救治、新技术项目开展等方面做出了贡献，取得了较好的成绩。援疆专家累计带徒180人次，传授新技术、新项目200多项。

紧紧围绕克州需求，以院包科为基础，切实扩大江苏–克州双方的交流、交往范围，频度、深度、高度再创新高。仅2018年，就邀请援助医院知名专家200余人次来克州送学上门、教学查房、病例讨论、手术带教；

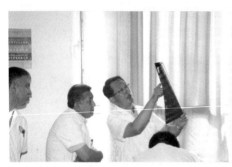 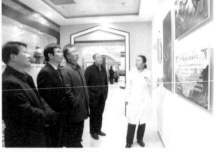

南通大学附属医院院包科指导　　　　　　　江苏省中医院院包科指导

选派200余名克州专业人员到江苏有关单位跟班学习。在江苏援助下，克州人民医院的医疗技术、服务水平大幅提升，手术台数同比增长31.7%，接诊危重病人数同比增长35%。江苏援克前指还与克州人民政府签订意向协议，邀请南京医科大学进驻克州，将克州人民医院建成南京医科大学非直属附院，南京医科大学研究生同等学力研修班于2019年3月在克州正式开班。

各支援医院的负责领导每年都要前往受援医院实地察看工作情况，提供项目支持与合作；克州人民医院在江苏援克前指的带领下每年都会前往支援单位回访，汇报医院发展成果，并提出援助需求。由援疆干部牵线搭桥，江苏省23家后方单位对口支援克州州、县4家人民医院；克州疾控中心、克州中心血站分别与江苏省疾控中心、江苏省血液中心签订长期帮扶协议；克州妇幼保健计划生育服务中心加入江苏省南京市妇幼保健院集团……江苏对口支援克州医疗卫生系统形成了全方位、多维度、宽领域的组团援助新模式，为进一步做好援疆工作提供了保障。

江苏援克前指还与江苏省委老干部局共同开展"银发援疆"行动，3年来开展了5期活动，58名国内知名退休医疗专家远赴边疆，在克州开展义诊20余场，查房500余人次，开设专题讲座60场，师徒结对12人，带教示教当地医护人员600余人次，为各族群众提供了3000余人次的优质诊疗服务，填补多项技术空白，为克州医疗事业提供了宝贵的智力支持，使克州医疗卫生服务能力显著增强，得到社会各界的广泛认可。

五、注重宣传报道，打造组团医疗援疆品牌

携手省级以上主流媒体，持续宣传报道"组团式"医疗援疆工作，在疆内外不断扩大影响。3年来，省级以上主流媒体对江苏省"组团式"援疆工作的报道达40余篇，一批重要报道先后在中央电视台、《人民日报》、《中国青年报》、新疆电视台、《新疆日报》以及江苏卫视、《新华日报》等媒体上陆续亮相。这些浓墨重彩的报道，有力地宣传了江苏援疆医疗人才对改善克州医疗水平所做的贡献、给当地各族群众就医带来的显著变化，宣传江苏"组团式"援疆工作对争取人心、凝聚人心、加强民族团结的促进作用，宣传江苏援疆医疗人才精湛的医术、良好的医德医风以及为克州人民群众的健康无私奉献的精神和光辉形象，有力地扩大了社会影响。

发挥组团医疗的专业优势，增强主动宣传意识，开通"江苏医生在克州"微信公众号，定期推送组团医疗援疆工作的动态和进展，全面记录江苏医务人员在克州的工作生活，生动展示了组团医疗援疆专家的良好医德和无私奉献精神。紧密联系国家、自治区和江苏省卫健委的宣传载体，积极向《健康报》、《江苏家庭健康》杂志、"健康江苏"微信公众号投稿，推出了反映丁强、刘济生、刘克冕、顾海涛等江苏援克医生先进事迹的宣传报道，在卫生健康领域产生了良好的影响。

2018年10月中央电视台播出了援疆专家救治维吾尔族小女孩凯丽·比努尔的感人故事。凯丽·比努尔是组团医疗实施的"润心计划"的第121位受益者。2018年9月，持续发热40℃、严重昏迷的小凯丽被送进克州人民医院重症监护病房，检查结果显示，她得的是心内膜炎，同时并发呼吸衰竭、心功能衰竭、肾衰竭等多脏器功能衰竭。苏州大学附属第一医院心脏大血管外科沈振亚教授带领"润心"团队紧急飞往克州，经过前后方40多位专家团队和当地医护人员近半个月的精心抢救治疗，小凯丽的脏器功能逐步恢复。央视在多个新闻节目中播出维吾尔族姑娘小凯丽多器官衰竭救治成功的奇迹故事，2018年10月19日央视《新闻联播》节目专门对此做了长达3分钟的报道，在国内产生良好反响，充分展示了江苏组团医疗援疆团队的风采。

第二节

有力保障：来自"大后方"的强力支持

自2016年4月医疗人才"组团式"援疆工作启动实施以来，江苏省先后分三批从8个省属三甲医院选派55名医疗骨干组团援助克州人民医院。在江苏省委省政府领导的高度重视和省委组织部、省卫健委的大力支持下，医疗人才"组团式"援疆工作变过去零星选派、单兵作战为组团选派、集体作战，为提升克州医疗服务水平和能力，促进克州卫生事业健康发展做出了突出贡献。

一、领导关心重视，不断提升"组团式"援疆工作水平

2017年7月11日，时任江苏省委常委、常务副省长黄莉新到克州人民医院考察"组团式"援疆工作，了解受援地概况和组团式援疆工作具体情况。在实地考察后，黄莉新常务副省长对"组团式"援疆工作给予充分肯定，并对工作亮点给予高度赞扬：组团式医疗援疆工作做得很好，帮助边疆地区提高了医疗水平，要继续努力，加大力度。医疗援疆任重道远，一定要做好、做精、做细、做实，让老百姓满意！医疗援疆是党中央的重大战略部署，作为医疗援疆的排头兵，一定要带好头、做表率、干实事，让老百姓放心，让党和国家放心。

2017年9月初，时任江苏省委书记李强来克州考察援疆工作，审定了克州医养结合健康扶贫养老中心项目的蓝图，并决定投资1.5亿元援疆资金用于医养结合项目建设（2017年底拨款到位，2019年年底医养结合项目已经投入使用）。

2018年2月12日，江苏省委书记娄勤俭召开我省对口支援前方指挥部、帮扶工作队主要负责人座谈会，听取工作情况汇报，代表省委、省政

府向广大援派干部及其家人表示诚挚问候，致以新春祝福。他指出，新的一年，大家要学习好、贯彻好、落实好党的十九大精神，按照中央和省统一部署，推动对口支援和对口帮扶工作走在全国前列，让省委、省政府放心，让受援地干部群众满意。2018年9月26日，娄勤俭书记率江苏党政代表团来到克州人民医院，参观了柯尔克孜医药研究院，看望了接受心脏手术的当地群众，通过江苏省援建的远程会诊中心与江苏省人民医院的专家模拟了远程会诊，并与江苏援疆医生亲切交谈，勉励大家肩负大爱担当，办好医院，办出水平，为边疆各族群众提供优质医疗服务。

2019年2月1日，江苏省委副书记、省长吴政隆主持召开省对口支援前方指挥部及帮扶工作队主要负责同志座

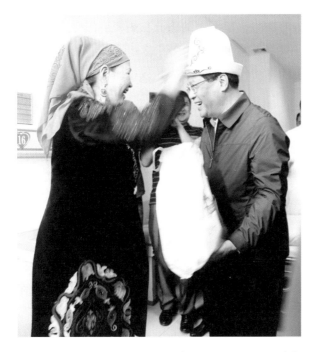

2017年，时任江苏省委书记李强来克州调研，并带来
1.5亿元资金全力打造克州医养结合项目

谈会，组织与会人员深入学习贯彻习近平总书记关于脱贫攻坚和扶贫协作重要论述，并代表省委、省政府向广大对口支援帮扶干部及家人表示衷心感谢，致以新春祝福。吴政隆强调，2019年是中华人民共和国成立70周年，也是决胜全面建成小康社会的关键之年。做好对口支援和扶贫协作工作，至关重要、意义重大。要坚持以习近平新时代中国特色社会主义思想为指导，学深悟透习近平总书记关于脱贫攻坚和扶贫协作的重要论述，深刻领悟习近平总书记一贯的人民立场和真挚的为民情怀，深刻领悟社会主义制度的优越性，深刻领悟东西部扶贫协作和对口支援是大战略、大布局、大举措，进一步提高政治站位，树牢"四个意识"，坚定"四个自信"，聚焦精准、深化帮扶、狠抓落实，以实际行动和实际成效践行"两个维护"。要高质量做好2019年对口支援和扶贫协作各项工作，牢固树立以人民为中心的发展思想，深入践行新发展理念，坚持"输血"与"造血"相结合，吹糠见米与久久为功相结合，扶贫与扶志、扶智相结合，对口支援与双向协作相结合，发挥好政府的作用与充分激发社会各方力量参与相结合，前方后方齐心协力，以更大的决心、更明确的思路、更精准的举措扶真贫、真扶贫。要真抓实干、埋头苦干，压紧压实责任，充分依靠当地党委政府和群众，团结协作、善作善成，以过硬的脱贫成果增强群众获得感幸福感安全感。

2019年2月12日，江苏省委书记娄勤俭与省对口支援前方指挥部及帮扶工作队主要负责同志座谈，充分肯定省对口支援前方指挥部及帮扶工作队的工作成效，并强调：在支援帮扶工作中要充分彰显中国特色社会主义制度的优越性。要立足全国发展大局，从社会发展规律的角度来深刻认识支援帮扶工作，更加主动地融入受援地，重点抓好"四化"同步发展、基础设施建设、民生改善等工作，帮助受援地和全国一同进入全面小康。要把握好工作方式和工作策略，自觉接受当地党委、政府领导，充分依靠当地干部群众，多站在受援地角度去思考问题，在规划制定、项目合作、援助资金使用等方面充分发挥江苏优势，加强系统谋划，努力把支援帮扶工作提升到新的水平。

江苏省委组织部也高度重视组团医疗援疆工作，会同省卫健委根据受援地需求，精心选派管理骨干和专业技术人才到克州人民医院。要求全体援疆医疗队员结合各自专业特长和基层实际需求，紧盯当地医疗人才队伍培养和学科建设发展这些关键因素，切实提高受援医院医疗服务水平，加强对受援单位医疗人才的培养和帮带，给当地留下一支永远不走的医疗队。2019年7月13日，江苏省委常委、组织部部长郭文奇率江苏代表团来到克州，看望慰问江苏援疆人员，考察调研江苏对口援疆工作，并为"南京医科大学附属克州人民医院"揭牌。在听取省对口支援克州前方指挥部工作汇报时，郭文奇指出，要继续深入推进医疗人才"组团式"援疆工作，集中力量打造重点医院，为受援地提供优质的医疗服务。

2018年9月26日，江苏省卫生健康委员会主任谭颖随省党政代表团来到克州，在与全体援疆医生座谈时指出：在大家的共同努力下，江苏组团医疗工作得到了克州党委政府和当地各族群众的高度认可，克州前指把组团医疗列入指挥部六大品牌之一，以院包科、双主任制、援疆医生担任医院一把手等做法得到了中组部和国家卫生健康委的充分肯定，克州人民医院发

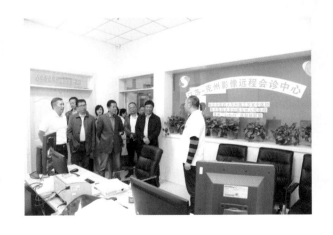

江苏省肿瘤医院院领导与专家参观江苏-克州影像远程会诊中心

生了翻天覆地的变化。谭颖主任对下一阶段工作提出三点要求：要提高政治站位，切实增强做好组团医疗工作的政治自觉性；要严守民族政策，尊重当地党委政府和医务工作者，将江苏经验与克州实际有机结合起来，推动江苏-克州两地一家亲；要保持江苏组团医疗这一品牌，一茬接着一茬把已有蓝图继续深化，使援助工作不断提升、有序发展，为克州乃至周边地区各族群众的身体健康和生命安全提供坚强有力的保障。

二、深入调查研究，推动组团医疗工作制度机制不断完善

江苏省委组织部、省卫健委对深入推进医疗人才"组团式"援疆工作高度重视，不断加大江苏医疗人才"组团式"援疆工作力度，协调成立了由省委组织部、省卫健委、省对口支援新疆克州前方指挥部、克州卫健委、克州人民医院等单位组成的江苏医疗人才"组团式"援疆工作协调小组，加强医疗人才"组团式"援疆工作的宏观指导和综合协调，健全机制、细化分工、定期调研、了解需求，协调解决工作中出现的新情况、新问题，制订长远的医疗人才"组团式"援疆工作规划，推动克州医疗卫生事业健康发展。

1.明确目标任务

江苏医疗人才"组团式"援疆要支持克州人民医院科室建设和医疗人才队伍建设，整体提升克州人民医院的医疗服务能力，并在9个临床专业和4个综合职能岗位上开展重点援助。每3年为一个批次，每批次选派20名医疗人才。通过3个批次对口支援，到2025年，帮助克州人民医院培育一批自治区级临床重点学科，力争创建国家级临床重点学科，使克州人民医院成为综合实力较强的高水平三级甲等综合医院。

2.创新支援模式

从省属三甲医院选派管理人才和专业人才，选优配强，组成"组团式"援疆医疗队；注重柔性引才，援疆医疗人才根据学科专业相关性，通过多种方式，柔性引进高水平医疗专业团队；引入市场机制，鼓励引导各种社会资本和公益组织进入，探索医疗人才"组团式"援疆新模式。充分

调动前后方各相关单位的积极性，扩大"组团式"援疆工作效果，努力形成具有江苏特色的"组团式"援疆工作体系。

3.加大资金投入

每年安排医疗人才"组团式"援疆专项资金不少于500万元，支持医疗人才培养、柔性引才、交流交往等工作。加大对克州人民医院的投入，每年安排援疆资金不少于800万元，支援克州人民医院的硬件建设，重点打造健康管理中心、康复医学中心。

4.健全考核机制

细化考核标准，明晰量化目标，建立援疆医疗人才和本地医生双向考核机制，确保每项工作落到实处。把开展讲学、技术指导、技术创新等指标纳入考核范围，每季度进行一次考核，并将考核结果与援疆医疗人才和本地医生的绩效奖金挂钩。每年年底，对考核成绩综合排名靠前的，进行表彰奖励。定期向省对口支援新疆克州前方指挥部和援疆医疗人才派出单位通报考核情况。

三、坚持引育并重，推动当地人才"造血"能力不断提升

明确以江苏省综合实力最强的江苏省人民医院为牵头单位，以克州需求为导向，江苏8家省管医院与克州人民医院签订对口帮扶协议，选派精兵强将，落实"以院包科"工作，举全院之力支持结对科室建成自治区级重点专科，给受援科室创造了实现跨越式发展的基础条件。推动实行首席专家制，聘请苏大附一院、省肿瘤医院、南医大二附院等江苏主委级专家担任克州人民医院相关科室的首席专家，全面负责所在科室整体规划、学科建设、人才培养、医疗质量管理等工作，为持续有效地帮扶结对科室夯实了基础。

1.完善"传帮带"人才培养机制

按照既"带人骑车"又"教人骑车"的思路，从"伯乐相马"转为"伯乐赛马"，通过送克州医生到江苏进修、江苏专家送学克州、远程会诊、结对帮带等多种方式，帮助克州人民医院培养医疗人才，提升克州人

民医院的医疗技术和管理水平。3年来，援疆医生累计带徒150余人次，传授新技术、新项目180余项，共同申报科研课题30余项，带动医院获得自治区级课题4项，SCI论文取得零的突破，克州人民医院心胸外科医生卡德尔江已主刀完成心脏手术18台，许天宝已开展多台复杂冠状动脉介入手术，姜玉芬荣获"克州工匠"称号，木尼热、周鑫、杨华在自治州首届临床能力竞赛中名列前茅。

2.打造远程会诊平台

克州人民医院已与8家支援医院多次进行远程连线，会诊病例超过600例，通过疑难病例讨论、科教研等方面的远程沟通交流，大大降低了专家指导成本、本地医务人员培训成本以及病人的就医成本，实现了苏-克优质医疗资源共享。2019年3月6日，省委书记娄勤俭说："江苏对口支援新疆克州，通过远程医疗让优质医疗资源服务当地老百姓。去年我率团在克州考察时走访克州人民医院，现场看到医务人员通过这个系统与江苏的医疗专家进行远程会诊。我后来还听说，克州周边地区甚至乌鲁木齐市都有病人慕名去克州人民医院就诊。这样实实在在造福老百姓的事情，确实应该多宣传。"

3.扩大交流合作

邀请江苏省人民医院励建安、苏大附一院阮长耿两位院士到克州人民医院挂帅院士工作站，推进克州人民医院康复科和血液科建设。在院士团队专家的带领下，克州人民医院康复医学科住院病人倍增，血液科正式建科。邀请南京医科大学进驻克州，与克州人民政府签订意向协议，克州人民医院成为南京医科大学非直属附院，南京医科大学研究生同等学力研修班于2019年3月正式在克州开班。所有援疆医生在克州职业技术学院护理系、康复系兼职任教，培养当地医疗卫生实用型技术人才。

4.创新方式方法

为有效缓解克州人才匮乏的现状，扩大援受双方交流领域，形成社会各界援疆合力，江苏援克前指与江苏省委老干部局积极发挥后方离退休干部人才政治坚定、经验丰富、技术精湛、时间宽裕等优势，3年来共开展5期医疗人才"银发援疆"行动，从江苏选派58名国内知名退休医疗专家，在克州开展义诊20余场，诊病3000余人次，查房500余人次，开设专题讲座60场，师徒结对12人，带教示教600余人次，赢得了克州各族群众的认可和赞许。

四、关心关爱援疆医疗队员，解决他们的后顾之忧

江苏省委组织部、省卫健委及后方8家医院对派出的援疆医疗队员十分关心，对他们在工作上大力支持，在生活上真诚关心，切实让援疆医生工作上安心、生活上舒心，最大限度发挥好援疆医生的作用。

严格执行相关文件和标准，给予援疆医务人员在疆工作期间的相关待遇。由派出单位发放工资，享受派出单位同级同类医生的各项福利待遇，享受所在地区同级同类人员的地区津贴。每月获得随工资增发的生活补助费，并享有进疆一次性补贴，享受休假和探亲等待遇。

派出单位切实关心援疆医务人员，坚持做好管理、跟踪、服务工作，经常主动了解援疆医务人员的工作、学习和生活情况，随时掌握他们的工作表现和思想作风状况；在提拔使用、职称评聘、评优评先等方面给予政策支持；定期看望慰问援疆医生家属，了解其生活上遇到的困难，并尽可能地协调解决。

第三节

周到关心：来自受援地的全方位支持

　　自治区、自治州党委政府、组织部、卫健委、受援医院，全力配合江苏援疆医疗队的工作，提高思想认识，分工细化任务，落实责任分工，做好统筹协调。由受援地党委书记担任"组团式"援疆工作领导小组组长，直接推动，加强顶层设计；组织部、卫健委主要领导主动牵头、亲自抓、亲自管；受援医院积极配合、服从安排。前后方形成了工作合力，极大地促进了"组团式"援疆工作的顺利实施。

一、委以重任，在推动顶层设计上全力支持

　　克州党委把"组团式"援疆医疗人才作为克州干部人才队伍的重要组成部分和宝贵的人才资源，根据援疆

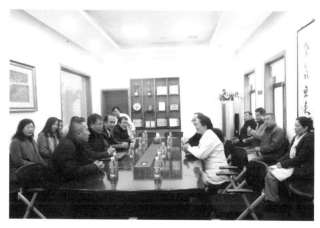

克州人民医院赴南医大二附院考察学习

医疗人才的工作经历、业务专长，安排到最能发挥作用的岗位，让他们直接参与到医院领导、科室管理、技术诊疗工作中。援疆医疗人才抵达克州后，州委研究决定，领队、副领队分别担任医院院长、常务副院长，并明确管理职责和分管科室，确保他们有职、有责、有权，直接参与医院管理和重要决策。其他援疆医疗人才均担任科室主任，为他们施展才能、发挥作用搭建平台。

自治区党委组织部、自治区卫生健康委除关注组团援疆工作、支持援疆工作外，每年都对医疗人才"组团式"援疆考核进行评价、提出建议。组团医疗援助标准化的推进，更是得到了自治区的大力支持。自江苏省对口支援新疆克州前方指挥部提出实施"组团式"医疗援助标准化后，自治区多次沟通协调、全力推进。2018年5月，向新疆维吾尔自治区质量技术监督局提出制定《援疆医疗人才工作队"组团式"援助规范自治区地方标准》的申请。2018年7月，新疆维吾尔自治区质量技术监督局下发《关于下达2018年新疆维吾尔自治区地方标准制（修）订计划的通知》（新质监标函〔2018〕24号），批准江苏省对口支援克州前方指挥部主导起草《援疆干部人才工作队"组团式"医疗援助规范自治区地方标准》，归口单位为新疆维吾尔自治区卫健委，项目编号为XJ18-188。2018年12月，该项目获批为国家标准化管理委员会2018年度国家级服务业标准化试点项目。2019年5月，在自治区的帮助、支持下，"组团式"医疗援疆标准化工作研讨会在乌鲁木齐市举行，来自江苏、辽宁、广东、湖南、浙江、天津、上海7个省市8家"组团式"医疗单位的负责人参加了研讨会，共同讨论医疗援疆标准化工作。

自治州成立了由州党委书记任组长的医疗人才"组团式"支援工作领导小组。江苏省对口支援新疆克州前方指挥部、克州党委组织部、克州卫健委等部门各司其责，齐心协力，共同做好江苏医疗人才"组团式"援助克州人民医院工作。克州人民医院明确工作推进的路线图、时间表，把握好重点任务、优先顺序、推进方式，做到重点突出、务实操作、务求突破、早见成效。结合实际，提出"在自治区8个组团医疗队中率先领先，将克州人民医院建成综合实力较高的三级甲等综合医院"的工作目标。围绕以上目标，在全疆率先制定了自治州医疗人才"组团式"援疆十年规划、三年行动计划和年度工作要点，对组团医疗援疆工作进行科学谋划、系统部署，切实提高对口支援工作科学化、精细化水平。

克州党委组织部在全疆率先任命江苏援派医生为克州人民医院院长，负责医院业务发展，当地干部任医院党委书记，负责党建和维稳工作，这一做法受到国家和自治区的充分肯定和高度认可。2017年有关部门举行现场推进会后，该经验在自治区8家组团医疗单位全面推广，克州在2018年援疆医疗人才中期轮换后将这一做法推广到县（市），为更好地发挥援疆医生的作用搭建了平台。

克州卫健委经常到州医院进行业务指导，并以打造克州区域医疗中心为目标，在提高医院管理水平、加强医疗人才培养、推进医联体建设、发展远程医疗等方面统筹规划。此外，还为援疆专家解决职称评聘等实际问题提供大力支持。除了日常关怀援疆工作外，州卫健委还结合克州实际推出重点项目"关爱母亲行动"宫颈癌筛查项目、克州结核病防治项目，组织开展州级医疗技能竞赛、岗位练兵等活动，借助援疆优势资源为边疆老百姓带来福利，为克州留下一支带不走的医疗队。

二、解放思想，在改革体制机制上全力支持

1.改革医院管理体制

加强政府在方向、政策、引导、规划、评价等方面的宏观管理，加大对医疗行为、医疗费用等方面的监管力度，减少对医院人事管理、科室设定、岗位聘任、收入分配等微观事务的管理。健全政府办医体制，统筹协调政府办医职能，形成合力。健全医院法人治理机制，下放内部人事管理、科室设置、收入分配、副职推荐、中层干部任免、年度预算执行等自主权。实行院长负责制，完善院长选拔任用制度，实行院长任期制和任期目标责任制。

2.建立医院运行新机制

逐步建立以成本和收入结构变化为基础的医疗服务价格动态调整机

制，按照"总量控制、结构调整、有升有降、逐步到位"的原则，落实国家医改政策，降低药品、医用耗材和大型医用设备检查治疗和检验等的价格，重点提高诊疗、手术、康复、护理、中医等体现医务人员技术劳务价值的收费标准。通过规范诊疗行为、医保控费等降低药品、耗材等费用，严格控制不合理费用增长。

3.建立符合医疗行业特点的人事薪酬制度

创新医院编制管理方式，在地方现有编制总量内，确定公立医院编制总量，推行编制备案制管理。落实医院用人自主权，对急需引进的高层次人才、短缺专业人才以及具有高级专业技术职务或博士学位的人员，可由医院采取考察的方式进行公开招聘。合理确定医院薪酬水平，根据绩效考核结果，大幅提高人员经费支出占业务支出的比例，并实行动态调整管理。在绩效工资分配上，重点向临床一线、业务骨干、关键岗位以及支援基层和有突出贡献的人员倾斜，做到多劳多得、优绩优酬。

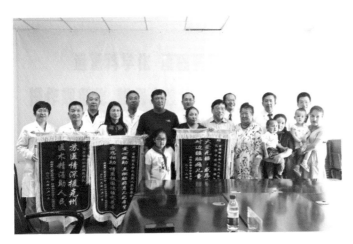

苏州大学附属第一医院院领导及专家前来指导

4.推动建立分级诊疗制度

严格贯彻落实新一轮医改制定的医保支付和医疗服务价格政策，发挥医院参与分级诊疗的主观能动性，将医院主要精力聚焦到收治疑难杂症和危急重症患者上来，逐步下转常见病、多发病和疾病稳定期、恢复期患者。以高血压、糖尿病、肿瘤、心脑血管疾病等慢性病为突破口，开展分级诊疗试点工作，由医院向基层医疗卫生机构、慢性病医疗机构转诊的人数年增长率在10%以上。推动医疗联合体建设，以资源共享和人才下沉为导向，将医疗联合体构建成为利益共同体、责任共同体、发展共同体。配合医保部门推出的医保总额付费制改革，医疗联合体内纵向合作的各方按照各自服务能力和功能定位进行分工协作，逐步建立健全顺畅的转诊机制。

5.加快推进远程医疗服务体系建设

大力推进面向基层、偏远地区的远程医疗服务体系建设，向基层医疗卫生机构提供远程服务，提升远程医疗服务能力。利用信息化手段促进医疗资源纵向流动，提高优质医疗资源可及性和医疗服务整体效率。推进医院与基层医疗卫生机构、全科医生与专科医生的资源共享和业务协同，健全基于互联网、大数据技术的分级诊疗信息系统，推动医院面向区域提供医学检验、病理诊断、医学影像检查、消毒供应和血液净化等相关服务，实现区域资源共享。

三、强化保障，在重点工程建设上全力支持

1.开展创建人民满意医院工程

开展"三好一满意"（服务好、质量好、医德好、群众满意）活动，做到服务态度热情周到，服务行为文明规范，服务流程科学合理，服务措施便民利民，服务环境舒适安全，服务信息公开透明。"以病人为中心"，为患者着想，为患者提供方便、快捷、高效、温馨的医疗服务，完善患者纠纷投诉处理机制，构建和谐医患关系。严格依法执业，认真履行职责，

落实医疗质量、医疗安全各项核心制度，规范诊疗行为，加强药品、医疗技术和大型设备的临床应用管理，实施优质护理服务，做到合理检查、合理用药、合理治疗，确保医疗质量和医疗安全。加强医德医风和纪律法制教育，大力弘扬高尚医德，完善和落实医德医风制度规范，认真开展医德考评，坚决查处损害群众利益的突出问题，严肃行业纪律。

2. 开展医疗人才培训工程

定期开展包括医疗卫生相关法律法规、医疗基础专业知识、护理相关知识和技能操作为主的培训，建立以用为本的人才培养机制。强化面向全员的医学继续教育制度，使每名医务人员都有接受继续教育和职业再培训的机会。创新人才培养机制，形成规培教育、继续教育有机衔接的标准化、规范化医学人才培养体系。加强与江苏医学院校和科研机构的合作，建立医、教、研协同培养人才的创新机制。加大对高层次人才、一线创新人才、青年科技人才和优秀管理人才的培养力度，重点培育一批具备学术知名度的顶尖人才，着力培养一批"临床-科研"复合型人才，有针对性地培养一批有发展潜力的中青年后备人才。整合现有人才培训资源，突出培训的针对性、时效性、实用性。

3. 开展重点专科孵化工程

以心脏手术技术为中心，带动心脏外科、麻醉科、超声科、ICU 及护理技术的进步；以腔镜诊疗技术为中心，带动普外科、妇科、消化内科、泌尿外科等微创技术的进步；以肿瘤诊疗技术带动肿瘤内科、放射影像科、外科肿瘤手术的进步；以心脏介入为中心，带动心血管科、急诊科、老年病科、干保科、心功能科的技术进步；

以皮肤病治疗带动医学美容工作的开展；以柯尔克孜医学科研推动中医科业务的开展。在巩固自治区级5个临床重点专科的基础上，以江苏组团援疆为契机，以心血管科、心胸外科、普外科为突破口，着力打造一批自治区级临床重点专科，把重点专科做大、做精、做强，形成独特的医院核心竞争力，辐射周边地区，建成南疆医疗服务高地。

4.开展健康扶贫助力工程

以国家卫生健康委指定大病救治的病种为重点，全力帮扶克州人民医院加强相关科室能力建设，确保贫困人口大病在州内得到救治。先期以儿童先天性心脏病、儿童白血病、食道癌、胃癌、直肠癌、结肠癌、终末期肾病为重点，根据国家卫生健康委的部署，逐步扩大救治病种。对于目前暂不具备救治能力的病种，采取统筹安排病员的办法，邀请江苏救治团队来克州人民医院统一救治。对于具备救治能力的病种，主动帮扶县级定点医院，力争早日实现贫困人口大病救治不出县。加大对家庭医生签约服务团队的培训力度，让患有高血压、糖尿病、结核病、艾滋病、乙肝、重症精神病等慢性病的贫困人口在家门口享受到质量有保证的签约服务。

5.开展绿色医院建设工程

以健康、安全为理念，遵循可持续发展的原则，在医院的规划、设计、建造、运行、维护和拆解等周期，围绕绿色建筑、绿色医疗、患者安全、医患和谐等4个方面，通过节约资源、减少污染、降低消耗、控制院内感染、促进检查治疗用药"三合理"等措施，打造绿色就医环境，实行绿色服务模式，建立绿色管理机制，实现医院环境"零污染"、医疗服务"零距离"、医患关系"零障碍"，使患者和医务人员体验良好。

四、激励担当，在完善考核评价上全力支持

按照"科学合理、可实现、可持续、可评价"的原则，加强对克州人民医院、援疆医疗人才、承接团队学员的日常考核和期满考核。探索建立师带徒、院包科、首席专家制等考核指标体系，全面、客观地评价相关推进情况和实施效果。完善绩效奖励措施，将考核结果作为资金投入、评先推优的重要依据。

坚持把改革作为医院发展的强劲动力，探索实行改革薪酬分配制度。综合考量各科室的劳动效率、技术水平、风险程度、劳动强度、患者满意度、学习与成长等多维度关键指标，制定不同考核内容与分配办法，逐步建立起重贡献、重效率、重技术、重学术激励的分配机制。创新薪酬分配方式，按照总量控制、稳定增幅原则，基础性绩效工资占40%，根据国家相关规定每月统一发放。奖励性绩效工资占60%，按照增长幅度不大于医院收入增长幅度发放，充分挖掘职工潜力，调动职工的积极性。发挥考核"指挥棒"作用，从自身建设、业务建设、工作效能等方面为援疆医疗人才量身定制6大类12项考核指标，树立实干敬业的鲜明导向，让实干者有成就感、不干事者有危机感，激发医疗人才主动实干的工作积极性。制订科学、细致、可行的工作计划，既有援疆医疗队的总体目标，又有每个人的具体目标和任务分解，细致到克州人民医院相关职能部门与医疗队内部分别建立严格的考核制度。做到根据每个人的计划和任务，每周一报，每月一考，根据考核结果计入工作绩效和援疆工作表现，定期向江苏援克前指和后方单位通报，加强对每位专家的分类指导和跟踪服务，使工作任务和计划真正落到实处。为了更好地推动技术本土化，坚持对医院相关科室和援疆专家所带徒弟进行考核评价，共同打造一支带不走的医疗骨干队伍。

五、关心关爱，在营造良好环境上全力支持

克州各级部门和克州人民医院将"组团式"援疆医疗人才视若珍宝、视如家人，工作上大力支持，生活上关心照顾，安全上全力保障，尽最大

能力给援疆医疗人才提供工作、生活等方面的便利条件。援疆医疗人才一到克州，就按照即到即训原则，采取召开见面会、座谈会、集中培训等方式，帮助他们尽快熟悉克州、融入克州。认真落实有关待遇，核发地区津贴和绩效工资。每逢重要节假日、援疆专家生日、家属来疆时都做到及时慰问，并送上鲜花果篮，帮助解决工作、生活中的问题和困难。加强资金、设备、人力投入，全力支持援疆医生开展科研项目、填补技术空白，做好"师带徒"工作。积极组织援疆医生参加各类扶贫帮困和下乡义诊、讲学活动。通过各类媒体对医疗援疆工作成果进行大力宣传报道，为深入推进新一轮医疗援疆工作营造良好的舆论氛围。克州人民医院指定行政科室负责人，做好与援疆医疗人才的日常联系服务工作，及时协调解决遇到的困难和问题，让援疆医疗人才心情舒畅地工作在克州，生活在克州。

第四节

聚焦专业：不忘初心，践行使命

2017年入疆以后，江苏援疆克州医疗队认真贯彻落实党中央治疆方略，紧紧围绕总目标，聚焦各族群众健康需求，扎实推进国家和自治区关于医疗人才"组团式"援疆工作的部署要求，在引入先进理念、提升管理水平、提高服务能力、促进民族团结等方面下工夫、做文章，不忘初心，全力推动克州医疗卫生事业迈上新台阶，造福当地各族群众。

一、突出需求导向，在选准上下工夫

江苏省委组织部会同省卫健委主动做好前方需求和后方优势对接、衔接工作，精准选派援疆专家。在江苏援克前指和后方单位的共同关心下，援疆专家迅速到位，稳步

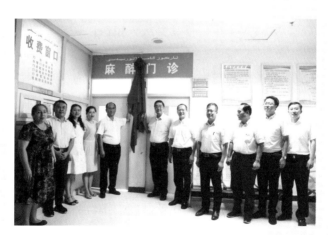

徐州医科大学附属医院院领导为克州人民医院麻醉门诊揭牌

推进组团医疗援疆工作，填补当地医疗技术的空白，在远程会诊、多学科讨论、危重病人救治、新技术项目开展等方面取得了较好的成绩。

二、坚持事业为上，在用活人才上出实招

1.优化配强领导班子，搭建实干创业平台

推行分层分类配备，压实职务权利责任。在地（州）层面，发挥援疆医生专长，任命江苏省人民医院党委副书记担任克州人民医院院长，苏州大学附属第一医院副院长担任克州人民医院副院长。院长抓业务、抓队伍、抓管理。院长是医院发展的火车头，是医院领导班子的核心，援疆专家担任医院"一把手"院长，在贯彻执行先进理念、管理团队、实施医院各项改革、调动全院员工积极性、处理援疆专家和当地专家的关系等方面发挥了重要作用，有利于援助地先进的经验在受援医院生根发芽。同时，采取院长与受援医院党委书记分工协作的模式，为促进医院各项事业取得进步提供了坚实保障。在县（市）层面，计划进一步推广地（州）成功经验，"三县一市"人民医院院长由具有一定管理经验和较高专业权威的援疆医生担任，发挥"一把手"院长牵头抓总作用，推动县级人民医院跨越式发展。在科室层面，实行"双主任"制，由援疆医生担任科室主任、副主任，与受援医院原先的科室主任、副主任紧密协作，让援疆医生有责有权，为援疆医生实干创业提供良好环境，既发挥了援疆专家在医疗技术、科研、管理等方面的特长，又维护了科室稳定，做到相互促进，共同提高。

2.建立目标管理机制，制定详细工作规划

细化规章制度。围绕行政管理、医疗安全管控、服

务水平提升等重点任务，健全完善医院内部管理制度150余项，进一步完善工作标准、优化工作流程、规范执业行为，使医院日常运行逐步规范有序。明确措施方案、学科建设、人才培养、技术引进、科室管理等方面的工作目标，细化工作任务，传导工作压力，形成工作合力。规范选聘程序，制定《关于选拔护士长任（聘）用工作实施方案》，采取组织任命和竞聘上岗方式，对符合续聘条件的人员按程序任命，对待岗人员实行综合考评，择优录用，逐步形成富有生机活力、有利于优秀人才脱颖而出的选人用人机制。注重提拔使用年轻干部，进一步加快医院中层领导干部结构优化进程。着力在"组团式"医疗人才岗位任职、帮扶规划等方面科学设计，抓好落实，有效促进"组团式"医疗援疆人才精准发力。本着侧重群众需求、侧重技术提升、侧重做出特色的发展理念，让人才、资源聚焦到重点工作上，整体提升克州人民医院的服务水平。

3.加强组团医疗援疆内涵建设，完善标准化体系

按照中组部、国家卫健委对"组团式"医疗援疆工作的总体要求，果断提出建立组团医疗援疆标准化的设想，组织援疆专家深入研究讨论，以江苏省"组团式"医疗支援克州人民医院为分析样本，学习借鉴全国兄弟省市组团医疗援疆工作经验，并结合医疗援藏、援外的工作经验，探索制定了"组团式"医疗援疆模式在顶层设计、组团专家、援助工作、评估机制等方面的标准。2018年2月出版的《中国卫生标准管理》以"'组团式'医疗援疆标准化建设的实践与思考"为题，刊登了江苏省关于"组团式"医疗援疆标准化的研究成果，为今后制定"组团式"医疗援疆国家标准做出积极贡献。

在江苏援克前指领导的安排下，与自治区质监局联系，申请试点研究医疗人才"组团式"援疆标准化建设，成立指挥部和受援医院标准化工作领导小组，正式启动"医疗人才'组团式'援疆规范"国家标准的制订工作，计划从顶层设计、人才队伍选拔、院包科后方医院选择、师带徒人才培养、提升医疗质量和安全管理、重点项目推进、保障机制等7个标准入手，明确"组团式"医疗援疆内涵。同时，把对省市援疆干部工作队、牵头医院及负责人员、包科医院和首席专家、支援医疗人才、受援医院、受援医院科室建设等工作评价作为不同维度，根据其具体职责和工作内容设定一级指标，建立完善"组团式"医疗援疆质量评价体系。

三、注重发挥优势，在做强上求实效

1.推进"院包科"，提高学科建设水平

江苏省卫健委与克州人民政府签订了医疗帮扶协议，江苏省8家三甲医院结对帮扶克州人民医院9个科室。通过首席专家制、柔性引才、江苏专家送学克州、克州选送人才到江苏进修、推广适宜技术等形式，指导开展新技术、新项目60余项；援疆专家带动受援医院医护人员共同申报自治州科研项目40余项并参与立项答辩。医院新成立全科医学科、综合科、血液科等科室，实施医院妇产及儿科门诊改建、爱婴病房改建、急救重症监护室建设、血液透析中心建设、柯尔克孜医学馆建设、医养结合健康养老中心建设等重点科室建设项目，推进中国工程院阮长耿院士和美国国家医学院励建安院士工作站各项工作，重点打造血液科和康复医学科。"组团式"援疆在前期重点帮扶9个科室的基础上，继续引进神经内科、神经外科、皮肤科、放射科、骨科、呼吸内科等科室专家，积极开展脑血管介入治疗、肿瘤放疗、皮肤病治疗等新技术，推动医院持续发展。

2.培养当地人才，师带徒取得明显成效

坚持援疆专家既当医生又当先生的做法，每名援疆专家带徒弟2~3名，明确培养目标、方式、路径、措施，建立人才培养保障机制。跟学学员卡德尔江，目前任心胸外科主任，已独立开展9台心脏手术；许天宝目前是心血管科副主任，现已经能开展复杂冠脉介入手术，从无

到有完全实现起搏器植入技术本土化，先天性心脏病介入治疗手术本土化走在南疆兄弟医院前列；王长寨、徐祥贵考上了南京医科大学公共管理研究生；姜玉芬参加自治区卫生应急竞赛获团体优秀奖，参加自治州卫生应急竞赛获个人一等奖，被自治州总工会表彰为"克州工匠"。目前，这样的跟学学员已有46名。

3.推进援疆项目建设，打造特色品牌

（1）筹建克州医养结合健康扶贫养老中心

利用江苏计划外新增援疆资金1.2亿元，建设克州以及南疆地区一流的"养、医、护"三位一体的健康养老中心，打造南疆地区示范性健康养老品牌。

（2）对爱婴病房和妇儿门诊进行改造提升

优化医院门诊流程，提升硬件设施条件，引进配备援疆医疗专家，提高妇儿医诊水平，改善患者就医感受。

（3）建设"健康管理中心"

提供一站式的健康体检、慢病管理、远程医疗会诊、高端诊疗服务等专业化的医疗保障服务，高质量地完成全民健康体检、高考体检等各类体检任务。

（4）建设柯尔克孜民族医药研究院

总投资150万援疆资金，占地面积500平方米，发掘整理了现有柯医、柯药文献资料，核实柯医、柯药的实用性和应用历史，展示柯医、柯药挖掘整理成果，对柯医药文化的继承、创新、传播发挥了重要作用。

（5）实施健康惠民工程

针对克州高原地区心脏病高发情况，组织实施"润心计划"24期共207台手术，成功率100%；开展适龄妇女"两癌"筛查1.1万人次；率先开展全民肺结核和中小学生结核菌素筛查，得到自治区疾控中心肯定；深入边远牧区开展"江苏医疗大巴扎""春蕾行动"等义诊45期，为2万多名边疆群众和边防战士送去党的关怀。

（6）开展中吉医疗合作

2017年以来，克州人民医院积极探讨建设中吉医疗联合体途径，成立了中吉医疗联合体，并派专人赴吉尔吉斯共和国考察，与吉尔吉斯共和国8家单位签署科研合作协议。

四、严管厚爱，加强队伍建设

1.加强医疗队党组织建设

以"三会一课"为平台，定期组织医疗队全体成员开展政治学习。有针对性开展谈心谈话活动，组织全体成员参加江苏援克前指工会开展的读书心得分享会、保健知识讲座等活动。在援疆期间，1名同志向党组织递交了入党申请书，2名同志通过了入党积极分子考察，组团医疗组和党支部分别被自治区总工会、自治州党委授予"工人先锋号""优秀党支部"称号。

2.加强援疆医生日常管理

针对医生的职业特点，出台援疆医疗人才请销假制度。组织援疆医生发挥各自特长参加产业援疆、脱贫攻坚等江苏援克前指专业组活动。与所有援疆医生签订纪检监察承诺书，在确保援疆医生人身安全的同时，给每位援疆医生上紧廉洁自律弦。

第二章
协助受援医院管理升级

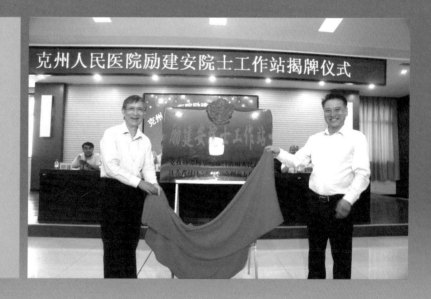

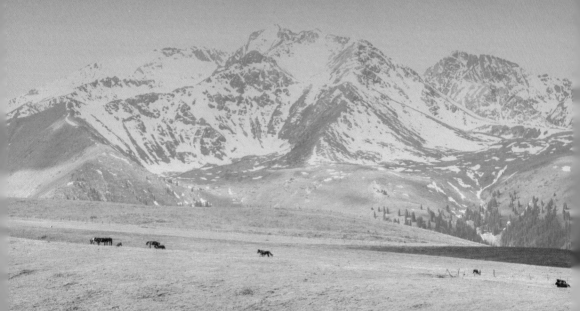

第一节

班子建设

一、"艾丁模式"，推进医院变革原动力

2016年底，中组部、国家卫生计生委等中央部委精心部署医疗人才"组团式"援疆工作，组织上选派江苏省人民医院党委副书记丁强担任江苏省第二批组团援疆医疗队的领队。

刚抵达克州，丁强在第一时间被任命为克州人民医院院长，与克州人民医院党委书记艾斯卡尔·白西尔一起，共同做好医院的管理工作。援疆医疗队领队担任医院院长，对贯彻执行先进理念、发挥管理团队作用、实施医院各项改革、调动全院员工积极性、处理援疆专家和地方专家的关系无疑更有推动力，也更能有效推进内地先进做法适应受援医院的"土壤"。

在党委书记艾斯卡尔的大力支持下，丁强院长坚持在党委的领导下明确职责、分工协作，提升决策契合度。以书记为核心的医院党委，负责医院的宏观方向和重大改革、发展、稳定任务；以院长为首的医院运营团队，则是不断解决医院管理中出现的问题，着重在业务拓展、医院运营和医院的良性健康发展上，实现医院的运营管理目标，让公立医院能适应医疗改革的变化，保障公立医院的生存与内涵发展，切实增强医院的内生动力和发展活力，达到1+1>2的效果。因此，克州人民医院党政领导团结协作、密切配合的工作格局，被当地干部群众称为"艾丁模式"。

近年来，随着经济社会的发展，改革发展任务越来越繁重，医改步入"深水区"，人民群众对优质医疗卫生资源的需求日趋旺盛。丁强院长到任一个月，经过深入调研，了解到当地经济发展水平和老百姓的健康保健意识，对医疗卫生服务能力也提出了更高要求，已经不仅是要解决"有"与

"无"的问题，更要解决"有"与"好"的问题。克州人民医院面临体量激增，发展力求突破的新问题。通过充分调研与沟通，院领导决定通过学科与人才建设、服务流程、运营管理的改革创新，来适应走出空间瓶颈后对服务能力和运营管理的新需求。两年多来，医院党政协同配合，通过建立健全医院管理规章制度，试点绩效分配改革，实行院科两级负责制，加强医院学科的新建与整合，升级改造医院信息系统，引进一卡通，加强人才队伍培养与引进，全面实行同工同酬，以及援疆项目的建设等一系列管理措施的改革与创新，取得了良好的效果。克州医疗卫生事业呈现"三升一降"的良好态势，取得了政府、群众、医院职工"三满意"。

医院的发展改革，离不开科室的支持，而援疆专家所在科室的管理与运营，与院领导层的党政协同异曲同工。科室实行双主任制，援疆科室主任负责科室的学科建设、人才培养和发展；当地科主任负责科室的稳定与团结，为援疆专家专心做好业务工作提供了坚强保障。

一个医院运营的好坏，受种种因素的影响和制约，但关键还是党政一把手之间是否高度契合。如果大家心往一处想，劲往一处使，同唱一台戏，相互信任，互谅

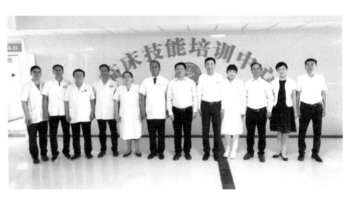

努力创建国家级规培基地

互让，相互支持，工作上配合默契，感情上和谐融洽，就能保证医院工作的顺利开展。

二、明确班子分工，坚持团结协作

实践证明，班子的团结是一个单位和谐的基础，是一个单位事业发展的前提。这个认识在克州人民医院是通过深刻的教训形成的。该院曾经因为领导班子思想不统一、缺乏责任意识、团队精神不足，所以就相互扯皮、推诿、掣肘，甚至决策延迟，影响了医院的发展。

组团医疗队到院不久，就按照责权统一原则，根据工作需要和班子成员实际情况，进行科学合理分工，明确各自工作职责，赋予相应权限。在大家的共同努力下，医院领导班子年龄结构合理，专业搭配协调，医疗、管理、经营、后勤能力良性互补。但分工不是"独管"，领导班子成员在工作中坚持既有分工又有合作，相互支持协调共事，对工作中遇到的棘手问题，不推诿、不扯皮，增强合作意识、团队意识，最大限度地减少和消除了内耗。正是因为班子成员合理分工，团结协作，各司其职，遇事有商有量，班子凝聚力、战斗力得到显著增强，所以医院运营得有条不紊。

在做好领导班子合理分工的同时，医院领导还注重后备人才队伍建设，通过轮岗的方式让部分年轻干部全面熟悉医院情况，同时赋予他们责任促使其成长，通过竞聘等方式让他们脱颖而出。医院制定了《克州人民医院中层党政管理干部选拔任（聘）用工作实施办法》，提拔任用了一大批年轻有为的科主任、护士长，对医院全体中层党政管理干部进行了选拔聘用，形成了合理梯队。同时选拔优秀专业技术和管理人才到基层医院挂职锻炼，做好人才梯队建设工作，保持发展活力。

1.后勤科学管理,提高服务效能

医院后勤服务是医院的支持保障系统,服务涉及面广,牵涉医疗活动的各个方面,是医院管理的重要组成部分。自2016年"组团式"援疆工作的启动实施以来,克州人民医院实现了跨越式的发展,但是医院后勤管理远远跟不上医院快速发展的步伐。后勤各部门各自为战,缺乏协同作战意识,管理者管理不力;工作人员思想观念落后,主动服务意识不强,工作上不讲效益,服务水平低……临床科室怨声载道,制约了医院快速发展的步伐。因此后勤队伍建设成为医院管理的重要内容。优化医院后勤管理,提高后勤工作的效益和效率,加强后勤队伍建设,对整个医院的发展具有十分重要的意义。

严始宏副院长有多年院办公室工作经验,分管全院后勤保障工作后,他不断更新后勤服务理念,倡导主动作为,以医疗工作为中心,以员工和患者满意为宗旨,以高效快捷服务为抓手,以安全运行为保障,以节能降耗为目标,逐步优化和充实后勤职工队伍,取得显著成效。

为进一步调动后勤科室的积极性,优化服务流程,医院成立了综合服务管理中心(以下简称"综服中心"),并调任原急救中心护士长王志东担任负责人。综服中心提供一站式的后勤保障服务,医院有设备、水、电、气、暖等需要维修的项目,只需拨打一个电话就能满足服务需求。综服中心根据诉求派工到有需求的部门服务,并监管服务的质量。提高了后勤服务能力,满足了临床需求,职工和患者满意。

综服中心运行以来,通过对全院50余个科室的后勤满意度调查汇总分析,大家对后勤部门的满意度从以前的不到50%提升为现在的88%。后勤部门的员工精神面貌焕然一新,工作积极性高涨,从以前都想推掉工作任务到现在争先恐后地抢单工作,没有抢到单的员工会主动去各科室巡查找活干。医院后勤保障能力得到有效提升,医院业务发展得到了有力保障,这种天翻地覆的变化让人欢欣鼓舞。

2.规范审计流程,节约审计成本

随着医疗卫生事业的发展,内部审计监督已经成为医院现代化管理的重要手段。来自苏州大学第一附属医院的刘济生，有着丰富的管理经验。医院党委充分发挥其管理上的优势，委派其分管医院财务工作。医院审计科在其带领下，规范审计流程，取得显著成效。

为满足医院经济建设发展需求，促进医疗卫生经济活动不断向规范化、合理化方向发展，保证医院运行合理、规范、高效，加强内部经济管理，审计科近年来不断建立健全内部控制制度，采取重点审计和专项审计相结合的方式，规范了物资采购程序和采购行为，参与了医院的材料、设备采购、零星维修基建工程等招标比价或跟踪询价活动，对全院物资采购、耗材采购、基建维修项目、安保及消防采购项目、信息网络采购项目、设备采购等业务进行事前审计，审计工作进一步加强，审计的项目、范围不断拓宽，在厉行节约方面取得了明显效果。

此外，院领导还带队前往昌吉州人民医院进行学习交流，借鉴昌吉人民医院的招标模式，具体拟定内部招标实施方案，为医院工作提供了强有力的保障，真正做到"急病人所急，想病人所想"，为临床工作保驾护航。

据统计，2016年至2018年，审计科完成对小型基建维修项目、总务采购项目、小型设备采购项目、设备维修项目、医用耗材采购项目、信息网络项目、维稳安保用品、消防设施等8个项目的审计工作，审计767个品种，总审减金额为86.75万元。在深化医疗体制改革、促进廉政建设、提高经济效益等方面，收到明显成效。

三、健全议事规则，创新议事形式

医院领导班子坚持民主集中制，大事由班子集体商议决定。明确医院党委会议和院长办公会议议事规则，对议题提报、会前沟通和协商、议题汇报、决议事项的落实等内容进行了规范，进一步提高了党委会和院长办公会的效率和质量，全面规范了领导班子议事决策工作。

医院领导班子十分重视专家在管理中的决策咨询作用，健全决策前论证与听取意见和全院职工参与民主管理监督工作机制。成立了药事管理、装备管理、器械管理、医疗技术、医疗质量与安全、人力资源、医学伦理等与各项行政、业务决策和管理相适应的专家委员会，重要的行政、业务和专业性、技术性较强的事项，决策前需经专家委员会咨询或论证。与职工利益密切相关的事项，通过职工代表大会等形式听取意见和建议。

此外，"组团式"援疆医疗队还在医院推行行政晨会制度，由院办负责组织，院领导、党办、院办、行政总值班、医务部、护理部、门诊部、人事科、财务科等科室负责人和有关人员参加。行政晨会是医院各级各类医院管理工作情况的汇总，也是医院整体运行情况的反馈，同时院领导对医院晨会时暴露出来的问题进行动态指导和督查整改。针对晨会时获得的医院日常运行数据、医疗、护理和财务指标，以及相关突出问题，结合当前医院管理工作的重点目标和核心要求，给予具有针对性的动态指导，并跟踪落实，形成闭环。晨会制度使医院前一天发生的问题，第二天就能够得到落实解决，缩短了解决问题的时间，同时给职能部门人员一个便于向领导汇报工作的机会，院长也多了一个及时了解职能部门工作的渠道，实现了高效率的面对面与领导沟通。尤其是全体院领导参加晨会，既了解了全院工作，又能及时跨部门协调解决问题，对提高医院的管理能力，提高职能部门的执行力具有显著成效。

四、加强考核评价，激发整体活力

院领导充分发挥考核评价的导向和监督作用，推进领导班子评价工作的科学化、民主化。除了思想政治建设、领导能力、党风廉政建设等方面的内容外，还注重领导班子工作实绩的考核评价。每年领导班子成员分别围绕分管工作，从个人思想政治状况、履行岗位职责、完成重点工作、廉洁自律及履行党建和党风廉政建设等方面向全院中层干部进行述职。述职后，由全院的中层干部进行民主测评考核，考评结果与领导班子成员年终考评挂钩。

第二节

理念引导

"组团式"医疗援疆，不是简单的"输血"，而是"造血"，是要把医院管理的先进理念融入援疆工作，激发受援医院管理和医务人员发展的内在动力，增强医院自我发展的能力，是长久之计。

一、制度从"繁琐"到"精简"

良好的制度可以提高医院运行效率，促进医院健康发展。原克州人民医院的制度体系陈旧落后，层级不清。2009年新医改开始后，国家出台了医疗、医保、医药领域的很多新政策，医院的很多管理制度不合时宜，但医院并没有根据新要求、新政策及时进行必要的制度废止、修正或新立。且现有制度体系结构不完整，对"制度""规定""办法""实施细则""指导意见"等用语使用不规范，对它们之间的法律效力和层级关系界定不清，在实施中相互之间若发生冲突，不知如何解决。不同部门的制度内容或相互交叉，或相互矛盾，从而导致职能部门之间互相推诿、扯皮。原有制度还非常繁琐，仅行政管理制度就将近200条，很多制度缺乏可行性，形同虚设。

江苏援疆医疗专家担任克州人民医院领导后，针对以上情况，带领领导团队整章建制抓基础，严格按照现代医院标准，结合医院的管理需要和发展要求，理顺关系、完善配备、明确职能、统筹协调，从抓医院科学规范管理入手，积极引入"以病人为中心"的管理理念，建立健全医院管理、医疗核心制度，以及风险管理、绩效管理等方面的规章制度，创新改造各类流程150多项，进一步完善工作标准、优化工作流程、规范执业行为，提升了医疗质量标准和精细化管理水平。

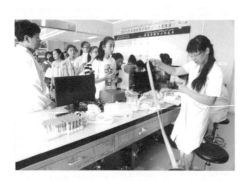

成立健康管理中心、完善门诊改造，成立
儿童输液室、EICU等多项重点项目

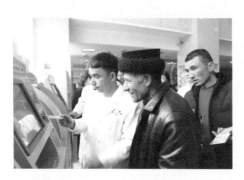

开通"银医通"便民服务，深得老百姓认可

二、从"要我干"到"我要干"

2017年在国家对口支援政策的支持下，第二批江苏"组团式"医疗援疆团队抵达克州人民医院开展工作。援疆专家们不但给医院带来了先进的医疗技术，还带来了科学的管理理念。在援疆专家的助力下，2017年8月医院开始试行院、科两级的绩效分配机制。

院、科两级绩效分配又称绩效管理二次分配，是医院为贯彻执行医院各阶段战略目标而重点推行的一项工作。根据医院工作要求，本着"规范管理、加强管控、提高效率"的目的，依据不同科室的劳动效率、劳动强度、技术水平、风险程度、患者满意度、学习与成长等多维度综合关键指标考核，制定不同考核内容与分配办法，逐步建立起重服务、重贡献、重效率、重学术，向责任重、风险高、工作量大、技术领先的优秀人才和关键岗位倾斜的二次分配制度。

为保障院、科两级绩效分配机制顺利实施，医院及时调整了财经管理委员会的委员，由医院院长担任组长，领导院、科两级绩效分配机制的实施。医院按照"按劳分配、兼顾公平、奖罚分明、科室和谐"的原则，于2017~2018年间，将全院绩效管理二次分配工作，分阶段进行了全面铺开。各科室根据本科室的实际情况制定符合本科室发展的医护人员考核标准，既有自己特色的考核指标，也有医院共性的考核指标；既利于管理、利于科室发展，也能够体现医院年度医疗目标要求。通过对全院职工的临床、医技、职能工作进行定量和定性的考核，将个人承担的责任、工作强度、技术含量、应急能力、出勤情况、工作完成情况、职称等与绩效挂钩，达到二次分配的目的。

"组团式"医疗援疆实施院、科两级绩效考核制度，给予科主任更多权限的同时，也将科室的考核直接与科室管理人员的绩效考核挂钩。将二次分配情况纳入对科室管理人员的考核评价中，给管理人员定任务、加压力，年终述职汇报，由医院职工评判是否留任。坚持把科室二次分配满意度作为管理人员综合评价的重要依据，通过建立健全奖惩机制，警示管理人员对绩效二次分配要恪守公平、公正原则。做到二次分配能够让职工满意，能够有效调动人员的积极性和主动性，能够有效推进工作，提高工作质量，彰显分配结果的权威性。

通过近两年的组织实施，绩效二次分配工作成果显著：科室管理理念显著转变，从以往的科室只注重业务能力，转变到考核综合能力。包括科室建设能力、人才培养能力、医疗质量管理能力、执行能力、组织协调能力、科研水平等多方面进行综合考评；科室管理更加透明、公平、科学和规范化；科室团队良性竞争力提升，激发了职工"主动要干活"的工作积极性。两年多以来，克州人民医院就诊人数增加了一倍以上，员工数量增长了50%，业务收入比2017年翻了一番，员工收入也翻了一番。

三、从"以医院为中心"到"以病人为中心"

医院是为患者而开的，没有患者的医院，建得再好都是摆设。因此，医院一切工作都要以患者为中心，始终坚持为患者着想，优化一切流程方便患者就医。

1.打造健康管理中心

"体检蜗居百平米，楼上楼下跑断腿，体检结果靠脑记，百姓个个真生气"。这首打油诗充分体现了克州人民医院2017年7月之前的体检科设施简陋、流程繁复、效率低下的状况。

以前群众在克州人民医院体检登记要跑到6楼，再到2楼抽血化验，再跑到地下室拍片，再到4楼做心电图，一天都完不成体检。没有完好的体检软件，体检结果无法建成档案，群众的满意度极差。

江苏"组团式"援疆团队初到克州人民医院，在了解到以上情况后，意识到在克州人民医院建设一个现代化的健康管理中心刻不容缓。在江苏省援建克州前线指挥部全力支持下，在州委州政府的支持下，从论证设计到选址、搬迁、采购、装修，仅用3个月，一个高端大气的健康中心建成运行了。

崭新的健康中心，窗明几净，环境温馨，体检井然有序，已经为30000余名各族同胞完成了健康体检，并建立了健康档案。新的健康中心和以前的体检科形成了鲜明的对照，在这里体检，不再是医院看病的感受，而是像享受星级宾馆的服务一样舒心。体检的群众情不自禁地由衷赞叹"健康中心环境美，专家设施功能齐，体检数据电脑里，全民健康亚克西"。

此外，健康管理中心不仅仅承担着体检任务，它集一站式健康体检、慢病管理、远程医疗会诊、高端诊疗服务于一体，拥有高端诊疗高级病房，可提供检前、检中、检后全程VIP的管理服务，也是"一带一路"中吉医疗联合体所在地。

远程会诊中心系统和江苏、新疆等地的多家大医院的会诊平台连接，能够让本地的疑难危重病人足不出户就及时、快捷地得到全国知名专家的诊治。

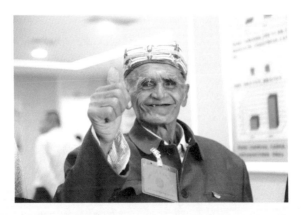

老党员竖起大拇指点赞组团医疗援疆:亚克西

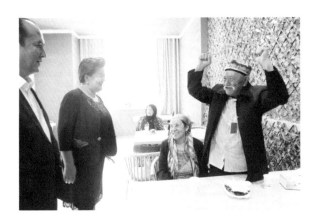

"四老"人员在医院免费体检后，举起双手高呼："共产党万岁！"

除了卓越的服务品质，中心也积极参与社会公益事业。开展了"献礼十九大，关爱四老人员"公益活动，为全州80岁以上老人免费健康体检，送健康、送温暖，以实际行动发扬"关爱生命，把握健康"宗旨，受到群众的高度评价和赞扬。88岁的老人坎吉库力，享受到这么高规格的体检服务后，流下感激的泪水，感谢党和政府的关怀和爱护。

2.门诊、儿童输液室改造

动画片、摇摆车、学习桌、玩具，墙壁上画着各种卡通画……这样的环境和游乐设施显然是"儿童城堡"的标配。但谁能想到，这里竟是克州人民医院的儿童留观输液室。

2018年年初，为了改善患儿的就医环境，在江苏援疆专家陈彦的设计下，仅用1个月时间就将儿童留观输液室从8楼搬到2楼，并打造成如今的"儿童城堡"模样。

电视动画片、儿童摇摆车，是克州人民医院儿童留观输液室针对不同年龄段患儿设置的。输液室正中间的"大树"前后挂了两台电视机，播放动画片，适合学龄前儿童；3岁以下小孩可在摇摆车上玩耍输液，5岁以下小孩可使用或躺或坐类型的输液椅；6岁以上学龄孩子可在桌椅区边输液边写作业；针对1岁以内患儿，还设有专门的幼儿座椅，方便家长辅助患儿治疗。

以前儿科输液室的环境不尽如人意，现在这样的就诊环境得到了家长的赞誉，更得到了孩子的喜爱。

针对门诊患者就诊等候时间长、环境差等现象，医院对门诊环境和流程进行了改造。改造后的门诊环境宽敞、明亮、整洁、舒适、温馨，可以更好地满足患者需求和保护患者隐私。大厅内有绿色植物，休息区有舒适的座椅，提供充足的开水，备有健康教育处方、专家及出诊时间介绍等资料；候诊患者还可以看电视、报纸，浏览医院的健康教育知识宣传栏；导诊、分诊护士微笑服务，人性化服务理念贯穿始终。

3.EICU 建设

急诊科是医院中重症患者最集中、病种最多、抢救和管理任务最重的科室。按照《三级甲等医院急诊科建设指南》中明确的功能定位，急诊科必须以"上下联动、分工协作"为原则，充分发挥其在防治体系中的引领、指导、

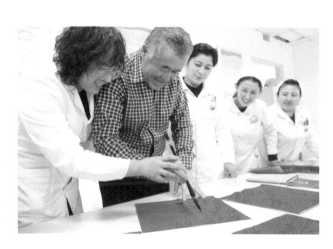

文化建设
医患和谐

协同作用，积极构建融合预防、筛查、救治、康复为一体的分级防治网络。急救水平是体现一个医院医疗水平的重要方面，创建急诊重症监护室（Emergency Intensive Care Unit，EICU）尤为重要，是集多学科功能救治患者的关键平台。

开展"组团式"医疗援疆以来，克州人民医院在"组团式"援疆的支持和帮助下，围绕加强急救中心建设这一目标，制订了详细的实施方案。以紧抓医疗质量，确保医疗安全，提高管理效率与质量，增强服务意识，营造优秀的科室文化，打造专科品牌，创建了胸痛、创伤、卒中三大中心及急诊重症监护室。通过培训提高急救科室医护人员的诊疗技术，通过积极招聘人才、人员调配完善了人才梯队建设，打造了一支带不走的"急救医疗队伍"，为克州急救医疗事业的持续发展奠定了基础。

在江苏省援疆指挥部及"组团式"医疗援疆专家的帮助与指导下，克州人民医院利用有限的医疗资源，只用了两个月时间，就将门诊2楼部分空间改造为急诊重症监护病房（EICU）。从而使克州老百姓的各类突发性疾病（如急性腹痛、急性中毒、脑血管意外、心血管疾病、多功能脏器衰竭、休克等疾病）有了更好的治疗机会和治疗环境，实现了院前急救、急诊抢救、重症监护无缝对接的一体化救治，保证了危急重症病人的抢救成功率。广大患者能够在第一时间享受到三级甲等医院优质的医疗服务，给克州人民带来了安康。

新的急诊重症监护室在江苏援疆专家的带领下成功创建了急症重症医学、胸痛、创伤、卒中、危重产妇和危重新生儿等五大医疗中心。由江苏援疆专家作为中心主任，通过师带徒、院包科、远程会诊平台等方式，进一步提升了克州人民医院的医疗水平，提高了克州各族群众的健康服务指数。

四、化"区位劣势"为"发展优势"

克州既位于新疆最西端，也处在我国最西端，不仅是"万山之州"，而且是边防大州。全州边境线长达1133公里。特殊的地理环境外加多种复杂因素，严重制约着克州各项事业的发展。

柯尔克孜族是一个古老的游牧民族，其族源可追溯至汉代。柯尔克孜族从近代以来在一千多公里长的边境线上跨国而居。分布在我国境内的称为"柯尔克孜"，分布在中亚等国的同源民族则称为"吉尔吉斯"，是同一民族的不同音译。吉尔吉斯族是吉尔吉斯共和国的主体民族，克州与吉尔吉斯共和国山水相连，文化、语言和宗教相通，有着很深的历史渊源。多年来，克州依托独有的地缘优势和浓厚的民族亲情关系，与吉尔吉斯共和国交流活跃，人员往来频繁，友谊不断加深，合作领域日益扩大。

2014年，中发〔2014〕14号文件正式发布了《丝绸之路经济带和21世纪海上丝绸之路建设战略规划》，"一带一路"建设正式进入操作实施阶段。新疆维吾尔自治区党委明确提出了建设"交通枢纽中心、商贸物流中心、金融服务中心、文化科技中心、医疗服务中心"的五大中心规划目标。

克州人民医院创新发展理念，把过去的"区位劣势"变为新的"发展优势"，紧抓"一带一路"机遇，充分发挥政策引导、指导作用。与吉尔吉斯共和国的多家医院签订了《合作意向书》，成立中吉国际医疗联合体，惠及双方民生，促进中吉全面战略伙伴关系健康稳定向前发展，加强中吉交流和交往，挖掘合作潜力，打造更多合作亮点，把中吉务实合作提高到新的水平，不断提高克州的地域和国际影响力。

第三节

问题导向

问题是实践的起点、创新的起点。善于发现问题、研究问题、解决问题，运用好以问题为导向的工作方法，始终是近年来不断推动克州人民医院向前发展的法宝。

一、摸清问题，找准短板

组团医疗队进驻克州人民医院以后，结合思想解放大讨论活动，组织召开研讨会，要求每个专家尽快进入角色，认真回答好几个问题：了解自己所在的医院吗？了解自己负责科室的实际情况吗？了解当地医院的同事吗？

2017年组团医疗队到了克州人民医院以后，立即就遇到许多措手不及的问题：全院有120余名专业技术人员申请提前退休，医院信息系统已连续瘫痪5天，医院的电梯频繁罢工……

在形形色色的困难面前，医疗队以最快的速度投入了工作。

新的医院管理团队进行认真的调研，深入每个科室走访之后，决定从问题入手，把员工切实关心的问题作为工作的切入点！新团队到任1个月以后，召开了医院工作会议和职工代表大会。第一年的职代会，共收集到83个问题，诸如地下室空气不流通、环境卫生不佳、患者满意度差、人员工资过低等。

改，盯着问题一个一个改！到2018年职代会时，问题只有38个了；到2019年底，所有问题基本得到解决。

环境整洁了，设备购进成本压低且便于使用了，从观察到实战，医生各类手术都能慢慢上手了，就诊人数增加了，医护待遇提高了……

在针对问题整改的过程中，院包科、师带徒、传帮带、项目推进、下乡义诊、民族团结一家亲等活动，也融入了医院的日常工作中。所有医护职工都看到了组团医疗团队在医院管理、技术提升、教研活动等方面的诚意与能力，援疆专家之间、援疆专家与本地医务工作者之间，前所未有地紧密凝聚在一起，为了医院的共同发展而努力。

二、建立健全发现问题和解决问题的机制

建立健全工作机构是做好工作的基础。职代会的提案工作涉及的问题面广量大，在落实提案的过程中会遇到很多困难，单靠工会本身是很难解决的。针对以上情况，医院建立了专门的工作机构——职代会提案小组，主抓这项工作，由院领导和相关的行政职能部门负责人组成。

提案的立案既要反映当前职工集中关注的问题，又要顺应医院的改革和发展；既要体现出职工参政议政的积极性，又要维护医院党政的权威。每年的职代会前后，提案小组与工会办公室一起召开会议，征集代表提案、立案，并分类登记、梳理，明确哪些提案是立刻能解决的，哪些是需要一定的时间解决的，哪些是一时解决不了的。然后呈送有关领导和职能处室，限定回复时间及回复后的反馈，使提案工作在组织上得到保证。

职代会提案一经审查立案，就成为促进医院工作的"一剂良药"。认真地处理好提案是此项工作中的关键，每份提案都包含着广大职工参政议政的爱院热情，体现了职工的主人翁意识。相关部门认真对待每一份提案，及时呈送有关院领导和转交职能科室，确定回复时间并督促办理，及时收回回复意见，从不因故拖延或敷衍了事。定期在院周会上由提案责任部门对提案事项向全院职工进行反馈，并由职工对提案处理情况进行满意度打分，对办理、反馈不满意的重新发回处理部门。通过及时认真地处理好提案，增加了提案工作的透明度，促进了医院的各项工作，职工的主人翁精神也得到体现和尊重。

三、问题导向,提升管理质量

(一)规范人力资源管理

医院地处西部边陲的南疆地区,人才招聘相对困难,人才结构存在断层现象,后续接力人才跟不上医院发展步伐。医院职称聘任工作的考核方式比较单一,种种原因导致医院 2009—2015 年招聘的职工离职率达 20%~70%,职工满意度差、凝聚力低。针对以上问题,医院采取了一系列措施。

1.大力引进新鲜"血液"

2019 年 3 月,克州人民医院陆续开展招聘工作,在网上查找每个医学院校招聘会具体时间,将时间相近的学校放在一起,招聘前由院领导组织相关部门开展招聘培训,在医院公众号发布招聘行程,由人力资源科、临床、护理部门及已被聘用到克州人民医院工作的相关医学院校的校友组成招聘组,分 8 组到全国各地医学院校招聘临床医生、护士、行政、后勤等医院需要的人才。短短半个月时间参加了 47 场招聘会,从全国各地共招聘大学生 224 人。其中研究生学历 8 人,本科学历 149 人,平均年龄 30 岁以下。为医院的人才建设和发展注入了新鲜"血液"。

2.执行岗位绩效工资制度

岗位绩效工资制以工作岗位为付薪依据,根据岗位技术含量、责任、劳动强度和环境等因素确定岗位等级和工资单元。在此基础上实行绩效工资,将医务人员的医疗技术、学术水平、任职能力及实际贡献结合起来,以社会效益和经济效益作为重要参考指标,进行综合考核。以奖励性绩效工资作为经济杠杆,调动了医务人员的工作积极性。

3.规范职称评聘工作

按照中央、自治区关于职称制度改革的总体要求,根据《自治区进一步深化职称制度的改革的实施方案》的要求,在江苏"组团式"医疗援疆团队的帮助下,克州人民医院制定了《克州人民医院职称聘任管理办法》和《专业技术职称聘任评分表》,并成立职称聘任专家委员会,客观、公正、科学地评价医院专业技术人员的能力水平,促进各专业技术人员实际业务能力持续提高，确保实际业务工作能力符合相应职称任职要求。

医院的专业技术人员主要从事临床一线工作，工作强度大、效率高，以解决危急病和常见病为主，但其科研、学术论文的能力相对东部同级医院的技术人员来说较薄弱。因此建立符合医院实际的量化考核制度，是体现岗位聘用公平合理的重要措施。随着信息化建设水平的不断提高，对专业技术人员提供医疗服务的量化考核指标更细化、更科学、更合理，能充分调动专业技术人员的工作积极性，避免了单纯以科研能力的强弱和论文数量的多少来评价技术水平和工作业绩的弊端。

职称聘任改革使医院德才兼优、学术造诣高、发展后劲大的人才脱颖而出，从而调动了广大专业技术人员的积极性，有效促进了医院的建设和发展。职称聘任改革工作既注重每位晋职对象学历、资历、论文专著、科技成果，更注重其工作表现、医德医风，尤其侧重在工作实绩、科研文章、技术水平等项目上加大比重，使人才的学术价值在晋职中得到充分体现，从而有力促进了继续教育的开展。医务人员的继续教育只有与晋职工作结合起来，才能有旺盛的生命力。继续教育与职称晋升挂钩，使医院内学习风气高涨，继续教育主动意识增强，更激发了医学技术人员从事科学研究的热情。职称聘任改革，对各类专业技术人员实行不同层次的分工，使有中、高级职称的人才有施展才能的机会，使他们有充分的精力和时间来加强理论的研究和实践经验的总结，通过查阅各种文献资料，把握医学发展新动态，从而不断提高医学科研学术水平和医疗质量，加速医疗新知识、新技术的学习和应用。在量化考核中医疗质量占有重要地位，它对规范医务人员医疗执业行为，开展医疗业务工作，促进医疗水平提高具有现实意义。

4.关怀职工及其家属

克州人民医院每一项成绩的取得都凝聚着全体职工卓越的智慧、艰辛的汗水和无私的奉献，也离不开家属的默默奉献。由院领导、相关科室负责人组成的走访组会定期走访职工宿舍，了解职工的生活状况、卫生环境以及设备设施安全情况，对走访中出现的问题会在第一时间责成后勤、总务部门进行整改。每到节假日，克州人民医院工会给全院职工送上精美礼品，定期组织家属到院免费体检。只要职工有困难，医院都会以最高的效率将问题解决。

做好医院人力资源管理，具有提高医院工作效率、促进医院发展的导向性作用。提升医院核心竞争力、实现医院的可持续发展，优化配置、充分调动每一位员工的积极性、创造性，解决这些问题的根本途径就在于实现人力资源合理调配。在组团医疗队的指导下，克州人民医院不断完善医院人力资源管理标准化建设，使得医院人事管理实现了精细化、制度化、人性化、个性化，提高了医院的综合实力，大大推进了克州人民医院的可持续发展。

（二）加强信息化建设

信息技术是当今世界发展的重点技术，是衡量经济发展和社会进步的重要标志。医院信息化建设程度代表着医院的现代化管理水平和服务能力，医疗卫生管理对信息系统的要求也越来越高，新医改将医疗卫生信息化建设确定为医疗卫生改革的重要支柱之一。医院管理的信息化建设不仅可以提升医院管理的水平，优化医院管理流程，还能提高管理工作效率，继而全面改善服务能力和水平，更好地为人民服务。

原先克州人民医院信息化建设存在较多问题，使用者对信息化不了解，对网络安全管理重视程度低，医院管理系统（HIS）厂家服务、技术力量薄弱，HIS、医院影像存档与通信系统（PACS）等系统均无法满足临床医疗工作和医院管理要求。电井线路混乱，交换机、科室信息点位严重不足，网络结构不科学；服务器冗余资源越来越少，存储空间越来越小，运行速度越来越慢，业务较小的系统服务器及存储资源使用率只有20%，剩余的服务器资源不能移为它用，造成服务器资源浪费严重；网络安全设备存在较大安全隐患；设备管理和维护不便，出现问题不能准确快速处理，机房建设完成后，承建公司对设备线缆无标签、无说明、无配置。近年来，随着业务量增长进一步暴露了医院硬件设备老旧，影响日常业务效率……诸多问题的交叠，严重制约着医院的发展。

医院领导以问题为导向，第一时间提出信息化建设整改思路。针对现有HIS存在的问题进行整改，增强服务意识，定期主动巡查，以安全体系建设为保障，以平台与数据库建设为抓手，整体规划，分步实施，改善患者就医体验，减轻医务人员负担。在医院局域网瘫痪和相关数据丢失的复杂情况下，医院迎难而上，对原HIS和机房进行了全面改造升级；同时在HIS验收运行的基础上，对与之相连的第三方软件进行系统整合，拾漏补缺，优化LIS、远程病理等运行稳定的模块功能，更新PACS、合理用药等"僵尸软件"；并以此为抓手，完善临床路径、感控和手麻重症软件，增加临床输血、移动护理管理软件，推动医院信息系统逐步功能升级；与中国银行"银医通"项目合作，实现了网上挂号、医疗费用网上查询和缴付等便民措施；建立了按需提供的信息系统故障巡查、报修与督办机制，及时更新落后的网络交换机、连接线路和各部门网络终端计算机、打印机等办公硬件；建设信息灾备机房，确保了医院各类信息传输的及时性和数据资料存储的安全性。如今，HIS平稳运行，PACS安装上线，诊疗工作效率和安全得到有力保障，大大提高了医院的运行效率和患者满意度。

（三）紧抓安全生产

电梯作为医院的重要运输载体，在减少患者就诊时间、及时救治危急病患中有着不可忽视的作用。但由于种种原因，医院电梯的安全管理问题成为真空地带，由此带来的隐患越发严重。克州人民医院门急诊医技内科综合楼共20层，于2012年3月竣工投入使用，楼内安装有6部电梯。随着医院的发展，电梯设置不足的问题日益突出，就医人员经常拥堵在电梯口，高峰时段电梯等待时间甚至长达半小时以上。

由于长期超负荷工作，电梯故障频发，短短两年时间，已发生坠梯事故20余起。即使电梯问题众多，有关部门的电梯维保工作却并没有做好，经常是发生故障联系不上维保人员，维保服务很不及时。

电梯问题不仅给患者的就医安全带来严重威胁，而且严重影响了医院的诊疗秩序、患者的就医体验；且因没有专用通道，危重病人得不到及时运送和救治，也严重威胁了患者的生命安全。

针对以上情况，院领导迅速决策，积极努力，多次与州领导和相关主管部门协商沟通，得到了州委、州政府和主管部门领导的高度重视。2019年原有的6部电梯被全部更换；医院还对科室进行了重新布局调整，疏散人流量，合理安排电梯停靠楼层和使用性质；同时加强医院电梯日常安全监管，根据电梯安全使用管理需要，配备电梯安全管理人员，专门从事电梯安全监管、日常巡查、组织救援和维护保养等工作，重视加强电梯安全管理员和操作人员的安全教育与岗位培训，提高应急救援能力。

如今，电梯运行平稳，能够安全高效运转。困扰了医院多年的难题得到破解，给患者和职工营造了安全的就医和工作环境，得到了大家一致好评。

(四) 开展环境卫生整治

近年来，随着克州物质生活水平的不断提高，老百姓对医疗的要求也在不断提高。如今，患者不仅关注医院的医疗水平，而且对医院的一些服务细节也更加关注。医院不仅要治病救人，还要有人情味，从细节服务上体现出对患者的关爱。

克州人民医院环境卫生长期存在脏乱差现象。部分保洁人员由于个人素质差、缺乏责任心、工资待遇低等原因，工作消极，敷衍了事。医院楼道墙面很脏，踢脚线处污渍多，有烟头烫印及脚印；地面痰迹多，随处可见烟头（主要集中在楼梯口及楼道等处）；病房卫生间有异味，坐便器旁缺扶手；病房过道墙面脏；门（急）诊卫生差，急诊科门口饮料瓶等废弃物多；手术室、ICU门口病人家属集中摆放各种生活用品、气味难闻等。

针对上述情况，医院制定了《克州人民医院保洁工作管理办法》，明确卫生管理标准，对各科卫生区域进行了责任划分，制定监督检查和奖惩制度。除了以上措施，院领导还与各部门负责人签订目标责任书，并发起了"环境卫生随手拍"活动，建立起全院职工监督机制。此外，医院还推动厕所革命，对全院公共厕所进行了集中改造，同时通过加大保洁力度、提高保洁频次、专人值守以及冲洗通风排除异味，加大巡检力度、强化监管职能等措施，全面推进全院厕所革命，切实改善厕所环境，努力补齐影响群众就医体验的短板，让患者"方便"更方便，体现"厕所革命"的人文关怀。

如今，医院范围内各个角落环境整洁了，厕所没味了，墙面雪白了，灯光明亮了，短短半年时间，医院整个面貌焕然一新，为患者和职工提供了一个整洁、文明、舒适的就医和工作环境。

从大的目标去观察，从小的地方去动手。医院管理也离不开这个道理。既要从全局和长远角度出发考虑各种问题，更要在具体的事情上一件件地抓好制度落实。医院发展的大政方针确定后，更多的管理是抓好每一件具体工作，抓好每一件医疗服务上的小事，避免空喊口号、纸上谈兵。

第四节

制度保障

构建医院管理长效机制是现代化医学发展的客观要求，是医院进行管理实践的客观需要。近年来，克州人民医院处于业务量快速增长时期，医疗、教学任务日趋繁重，还要有序推进创建国家级住院医师规范化培训基地的工作，医疗质量有待提高，医疗安全问题还需高度重视。要坚持一手抓管理，一手抓技术，构建医院管理和发展建设长效机制，推动医院管理的科学化、规范化和标准化建设势在必行。

一、标准引领持续发展长效机制

按照中组部和国家卫计委的统一部署，2016年，江苏省开启"组团式"医疗援疆新模式，3年多来，做好在受援医院强基础、重管理、落实"院包科"、加强"师带徒"等工作。另外，还开展了抓特色、创品牌，实行"润心计划"，打造了健康管理中心，新建了东院医养结合项目和柯尔克孜民族医药研究院，推动门（急）诊改造，成功创建南京医科大学附属克州人民医院等大量工作，让医院管理逐步规范，技术水平稳步提升，社会影响不断扩大。

江苏"组团式"医疗援疆取得了很大的成绩，也积累了丰富的经验，但在援疆实际工作过程中仍然存在一些困难，例如援疆工作考核评价标准的建立、医疗人才和经费支持配套问题、受援医院人才数量和质量不能满足援疆建设项目的需要等。目前"组团式"医疗援疆模式在顶层设计、组团专家、援助工作、评估机制等多方面尚未形成完整的、统一的标准化体系，因此，建立和完善"组团式"医疗援疆的标准化体系，加强"组团式"医疗援疆的内涵建设，为医疗援疆工作提供实施参照标准，以确保医疗援疆达到最大实效，促使医疗援疆工作得到可持续性的科学发展意义重大，建立"组团式"医疗援疆标准化体系具有必要性。

为总结近年来组团医疗援疆的经验，提供可复制、可推广的模式，江苏援疆克州前方指挥部提出了标准化研究思路和具体标准推进方案。江苏省"组团式"医疗援疆工作以支援克州人民医院为分析样本，学习借鉴兄弟省市组团医疗援疆工作经验，探索制定了组团式医疗援疆模式在顶层设计、组团专家、援助工作、评估机制等方面的标准体系，启动"医疗人才'组团式'援疆规范"国家标准的制订工作。在对受援医院的帮扶过程中，主要从建立顶层设计标准、人才队伍选拔标准、院包科后方医院选择标准、师带徒人才培养标准、提升医疗质量和安全管理标准、重点项目推进标准和保障机制标准等方面，以深化医改目标和中组部"组团式"医疗援疆任务为重点，对"组团式"医疗援疆工作的模式进行了探索，并逐步提出建立"组团式"医疗援疆标准化的思路。

目前，江苏"组团式"医疗援疆团队先后发表了9篇关于"组团式"医疗援疆系列文章，并申报"组团式"医疗援疆标准化系列自治区科技项目1项，自治州科技项目7项。江苏对口支援新疆克州前方指挥部申报并于2018年12月获批国家标准化管理委员会2018年度国家级服务业标准化试点项目，申报并于2018年7月获批新疆维吾尔自治区质量技术监督局2018年度自治区地方标准编制计划。

江苏"组团式"医疗援疆遵循"真情援疆、科学援疆、持续援疆"的原则，必将推进做好国家级医疗援疆服务业标准化试点工作，完善组团医疗援助规范，为祖国边疆群众提供更优质的医疗服务。

二、人才培养和智力保障机制

医疗援疆，关键靠人才。当前受援医院人才队伍总体规模偏小，结构不合理，业务骨干短缺，创新型领军人才严重匮乏，业务人才引进、使用、培养的开发机制不健全，人才稳定和引进难的问题仍然突出。

针对以上情况，医院大力推行人事制度改革。主要包括建立健全人员聘用制度、岗位管理、职称管理、执业医师管理、护理人员管理、收入分配管理等制度。在岗位设置、收入分配、职称评定、管理使用等方面对编制内外人员统筹兼顾。从人事制度和绩效制度入手，合理调整岗位结构，理顺人员关系，完善岗位管理，使人才得到重视和重用。结合受援医院的实际情况，制定了人事考核细则，以人事改革和绩效分配为杠杆，运用激励机制，推动医院科室建设，开展人力资源标准化建设。全面加强高层次人才队伍建设，不断创新人才工作机制，推行聘用制度和岗位管理制度，促进由固定用人向合同用人、由身份管理向岗位管理的转变，实行项目聘用、任务聘用等灵活的柔性用人办法。建立科学有效的激励和约束机制，充分发挥专业技术人才的积极性、创造性，实现医院人事管理的精细化、制度化、人性化、个性化，提高了医院的综合实力，有利于医院的可持续发展。

借助援疆省市的力量，开展各种形式的人才和智力援疆，建立人员交流与智力支援的长效机制，已成为提高新疆人才素质的必由之路。从援疆人才的轮换申请、后方沟通、选派上，加强与支援单位联系，建立标准流程，选出边疆需要的人才参与医疗卫生援疆。在援疆专家的工作评价中，做好师带徒的双向考核和援疆专家所在科室工作质量评价，充分发挥援疆专家作用。建立援疆高级人才的服务体系，服务对象包括院士工作站专家和各科室首席专家，为专家提供舒适的工作和生活环境。建立柔性援疆专家的服务标准，建立有活力的柔性人才和银发援疆服务模式。

克州地处祖国边陲，人才的招募与储备，一直是困扰医院发展的难题。到底应该如何招人？如何留人？医院组成"招贤小组"定制方案。首先，确定范围。以往医院也曾想把北、上、广、深的医学高才生们招揽至新疆，但成功率极低。总结经验后，"招贤小组"将目标锁定在甘肃、陕西、河南、山西、山东、云南、黑龙江等几个省份。其次，整理需要招聘的职务、标准，拟定有针对性的招聘简章。除了制作传统的现场招聘横幅、DM单页、医院简介等，还使用微信、网络等新媒体，打造出医院招聘的"融媒体矩阵"。在招聘过程中，争取更多跟毕业生们面对面交流的机会。最后，如果应聘者有了意向，但还有些问题需要了解怎么办？人数超了怎么办？以往需要先向院领导电话征询，再向应聘者解释，很多时候都做不到及时答复，而必须到新疆面试的要求，也无形中增加了招聘的阻力。为此，"招贤小组"争取到了所有院领导的支持，采取微信等远程面试的方式，直接在招聘会现场，答疑解惑，最终甄选。

经过精心准备，医院的招聘"组合拳"果然大获成功——在2018年招聘季结束时，共有205位应届医学毕业生与医院达成了意向，人数接近了以往8年招聘人数的总和。为了进一步吸引优质医学人才，医院再次加大了招聘"福利"，从2019年起，凡接受过规培、四证合一的本科生和研究生来院，除了基础工资和绩效外，医院还会分别给予他们10万元和15万元的补助。

三、发展定位和规划实施机制

古语云："不谋全局者，不足以谋一域"，战略目标和战略举措的制定对国家发展的重要性不言而喻。作为医院，在发展上更应做好战略目标、战略举措的谋划与制订。规划既是远景也是愿景，更是未来医院发展的关键性任务，必须在发展方向的选择、目标设定、举措跟进与保障等方面进行积极的探索。

援疆专家经过充分调查研究，发现克州人民医院的发展与疆内兄弟地区三甲医院相比还有很大差距，离克州各族群众的健康需求尚有较大差距。面对克州群众的健康需求、国家公立医院的改革要求，克州人民医院服务管理能力不相适应的矛盾比较突出。主要体现在：医院发展空间有限，基础设施不完善，特色专科的优势不够凸显，学术影响不够大，诊疗范围有限，新技术应用、新项目开展较少，微创治疗和尖端技术滞后，高层次学科带头人、中青年骨干匮乏，临床教学和科研水平相对滞后，应急能力不够强，科室发展不平衡，服务机构不够健全，制度执行力有待加强，管理水平和服务能力还需提高，核心竞争力还没有完全形成，综合实力比较薄弱，等等。这些问题和不足，需要认真研究分析，逐步解决和改进。

结合以上实际，江苏援疆医疗团队提出将医院"建成名副其实的三级甲等综合医院"的工作目标。针对工作目标，起草了《医疗人才"组团式"援疆十年规划（2017—2027年）》《医疗人才"组团式"援疆三年行动计划（2017—2019年）》《组团医疗援疆年度工作要点》等指导性文件，使得"组团式"支援目标更加明确、措施更加精准、帮扶更可持续、管理更加规范。着力于建机制打基础、强软件提水平、带队伍留人才等关键环节，加强临床核心专科和多学科团队建设，补齐受援医院短板，聚焦提升医院综合管理水平和现代医院管理能力。规划中，援疆指挥部，支援医院（大学），受援地组织部、卫健委、发改委、编办、人社局、财政局等和支援地相应部门积极参与和配合，形成规划草案并反复斟酌、修改、完善和优化，征得支援方、援疆指挥部、受援地相关部门同意后，最终将由受援地政府颁布实施。这些举措对"组团式"援疆工作总体协调、相关部门协同配合起到关键作用，有利于形成领导有力、衔接有序、配合密切、协调顺畅、运转高效的工作格局，确保"组团式"援疆工作有序开展。

四、建立健全医院章程，制定探索科学运行、治理机制

医院章程是医院依法自主办院、实施管理、履行公益性职责的基本纲领和行为准则。目前大部分医院并没有章程，这导致一些医院发展方向不明、功能定位不清，容易在改革发展中迷失方向。

按照国家卫健委发布的《关于开展制定医院章程试点工作的指导意见》通知要求，到2020年，全国所有医院必须完成章程制定工作。克州人民医院作为克州唯一的三级甲等医院，应率先完成医院章程编制工作。以章程为依据，制定内部管理制度及规范性文件，提供医疗卫生服务，建立管理机制，落实公立医院综合改革的各项政策，把党的领导融入医院的治理结构，充分发挥医院党委的领导核心作用。

制定章程的过程是一个探索的、改革的过程，也是推动发展的重要契机。医院以章程为统领，建立健全内部管理机构、议事规则、办事程序等，不断完善医院管理制度；建立健全医疗质量安全管理、药事管理等专业委员会；建立健全医疗质量安全制度、人力资源、财务资产、绩效考核、人才培养培训、科研、后勤、信息等管理制度。树立正确的办院理念和全心全意为各族群众健康服务的服务理念，恪守服务宗旨，增强服务意识，提高服务质量；切实加强医院文化建设；规范内部治理结构和权力运行规则，提高医院运行效率，努力实现医院社会效益与运行效率的有机统一。这对建立健全现代医院管理制度，对提高医院规范化、精细化、科学化管理水平具有重要的意义。

第三章

"院包科"与重点学科建设

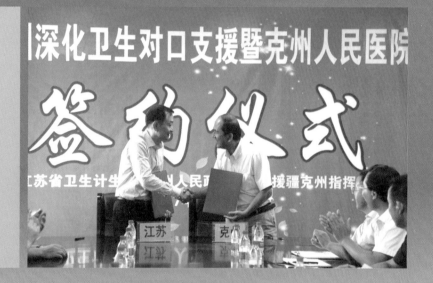

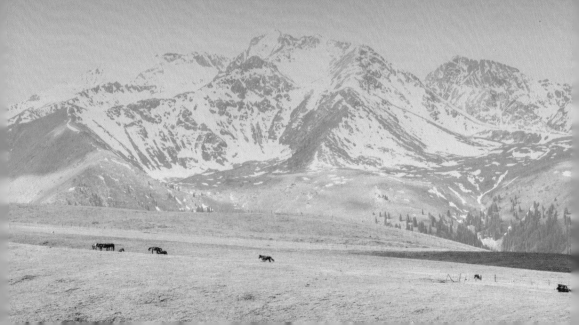

第一节

科室发展基础薄弱，学科建设任重道远

新疆的经济及医疗水平在全国相对落后，而南疆三地（州）的平均医疗水平低于新疆平均水平，克州又在南疆三地（州）中居于落后地位。长期以来，"经济落后、缺人才、缺技术"严重制约着克州医疗事业的发展。自1954年克州人民医院成立以来，克州人民医院学科建设步履蹒跚，"医、教、研、管"发展缓慢，无法满足当地群众就医服务需求。

一、基础薄弱由来已久

一方面，克州地处帕米尔高原，经济、教育水平的落后和先进技术、高端人才的缺乏直接导致克州人民医院的医疗水平滞后；另一方面，医院的管理制度落后、没有形成品牌效应也阻滞了医院的发展。

1.经济发展的影响

克州经济水平的落后是影响克州人民医院发展的关键所在，资金缺乏导致无法扩大医院规模，无力购买先进的医疗设备，更不能培养医学人才，有时甚至会拖欠员工工资。经济基础薄弱，物质条件不足严重阻碍了医院的进一步发展。

2.教育水平的影响

克州地区尚没有一所专业的医学（卫生）院校，有意学医的学生只能去外地求学，很多学生学业结束后选择留在外地工作，以追求更好的发展条件，仅有少数毕业生愿意回家乡做贡献。新疆地区的师资力量和整体教育水平远落后于中（东）部省市，当地培养中高层次人才的内生动力相对不足。受教育水平所限，当地的人才在量和质上均无法满足克州人民医院发展需要。

3.管理制度的影响

长期以来，克州人民医院的现代化医院管理制度建设较为滞后，管理人才匮乏、权责不清、制度化管理理念薄弱，医院运行所涉及的规划问题、筹资问题、分配问题、质量管控等各方面都没有有效的规章制度，因此，改章建制并付诸工作中，是推动克州人民医院长足发展的当务之急。

4.无品牌效应的影响

受当地设备、人才、技术、管理多方面所限，克州人民医院短期内难以创建重点科室，打造特色品牌，形成良好的社会口碑。克州地区的常见病、多发病往往无法就地解决，相当一部分患者需辗转乌鲁木齐、中（东）部省市治病。

二、学科建设步履蹒跚

克州人民医院学科建设步履蹒跚，是科室发展基础薄弱，无力开展"医、教、研、管"，具体表现在以下几点。

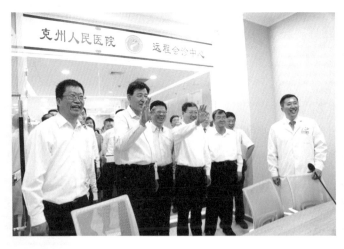

江苏省委组织部郭文奇部长指导调研

（1）经济基础薄弱。2016年克州人民医院固定资产仅约4亿元，医院难以扩大投入资金开展学科建设。

（2）缺乏人才。普遍缺乏高水平学科带头人、技术骨干，部分学科青年人才储备不足，而推动学科迈向高层次的科研型人才、复合型人才尤为紧缺。

（3）缺乏必要的设备。基础医疗设备配置不齐全，部分仪器设备老化严重，缺乏高精尖仪器设备。

（4）缺乏高标准的医疗规范。常规医疗技术及诊疗护理的规范性亟待提高，高新技术匮乏。

（5）医院管理落后。管理人员理念陈旧，现代化医院管理知识匮乏，管理力量相对薄弱，管理者职权定责不明晰，管理规章制度不完善。

（6）科研意识薄弱。科研投入不足、科研设施缺乏；医院教学活动安排较少，带教老师业务水平有限，带教意识薄弱。

克州人民医院学科建设的薄弱状况不一而足，而学科发展水平受限又直接或间接地导致当地百姓的就医需求无法满足。援疆医院团队必须从根本问题入手，明确学科援建的重点所在，着力于提高医院治疗常见病、多发病水平，为受援地打造一支永远带不走的队伍。

三、按需援助对口帮扶

2016年，江苏省医疗人才"组团式"援疆之前，克州人民医院有自治区重点建设专科共3个，分别为产科、临床药学专科、呼吸专科；自治州临床重点建设专科共6个，分别为心血管专科、麻醉专科、检验专科、重症医学专科、神经外科、呼吸专科。克州人民医院重点科室发展数量少、水平落后、动力不足，学科建设任重道远。

　　鉴于重点学科建设的具体问题，不同科室的发展现状不同，需解决的"医、教、研、管"问题有轻重缓急之分，因此援助工作应区别对待，不可"一刀切"，也无法一蹴而就，应在学科建设"医、教、研、管"各方面全面推进。同时应针对受援医院实际需求，援助目标各有侧重。基于此，江苏省"组团式"医疗援疆"以常见病多发病就地解决"为着力点，着力推出"院包科"模式加强克州人民医院重点学科建设，旨在除经济援助之外，通过与受援科室建立结对帮扶关系，精准落实技术、人才等方面的帮扶工作，推进受援科室"医、教、研、管"的全面建设。同时，依托重点学科的牵头作用，带动院内其他科室协同发展，有助于组建当地优势学科群体。

第二节

以"院包科"组团援建，加大对口帮扶力度

一、明确"院包科"目标

组团援疆的目的之一是打造具备较强服务能力的前沿阵地，整体促进受援医院学科建设。为了让"组团"更给力，进一步有效促进受援地重点科室建设，并由其带动多个相关科室共同发展，提升全院综合竞争力，达到全面提高医疗服务质量和服务能力的目的，真正做到健康扶贫，江苏省结合实际，提出"在自治区8个组团医疗队中率先领先，将克州人民医院建成综合实力较高的三级甲等综合医院"的工作目标，并在实践中积极探索援疆新路径。

"院包科"是江苏省2017年推出的一种新型医疗援疆模式，旨在贯彻落实"精准援助、培养人才、按需援助"的理念，充分结合援助地医疗卫生资源优势，不断完善援助工作机制，进一步组建精准对接需求、专业互补的援助团队，让人才、资源聚焦到重点工作上，集中力量办大事。按照中组部要求，援疆医生每1.5年轮换1次，第一批援疆医生于2018年6月轮换。为提高援疆工作的有效性，做好援疆医生的轮换准备，精准把握克州人民医院的援助需求，在轮换前，必须重点对下一批轮换医生进行摸底，高标准选派一批专业对口、技术精湛、年富力强、志愿奉献边疆的医疗业务骨干。

在江苏、克州两地党委、政府推动下，援受双方通过签订"院包科"协议，以确定结对帮扶关系，明确合作基础、合作目标、合作保障等重要事宜。江苏省医疗人才"组团式"援疆"院包科"的总体援助目标是：支持克州人民医院科室建设和医疗人才队伍建设，整体提升克州人民医院的

医疗服务能力，并在9个临床专业和4个综合职能岗位上开展重点援助。每3年为一个批次，每批次选派20余名医疗人才组成"组团式"援疆医疗队。通过3个批次对口支援，到2025年，帮助克州人民医院培育一批自治区级临床重点学科，力争创建国家级临床重点学科，使克州人民医院成为综合实力较强的高水平三级甲等医院。

为进一步明确克州人民医院重点学科建设目标，援受双方明确重点援助科室为：康复科、心脏内科、肿瘤科、心脏血管外科等9个临床专科。由克州人民医院重点受援科室原主任和援疆任命的科主任共同拟定学科建设目标和帮扶计划，认真梳理学科建设中的医疗技术、管理方法和制度、人才培养、科研教学的薄弱环节和空白点，有针对性地对涉及的各类问题的按紧急、重要程度排序，并逐一制订改善举措。在执行中根据PDCA循环管理模式进行管理，成功的经验加以肯定并适当推广，促进其标准化；失败的教训加以总结，未解决的问题放到下一个PDCA循环里，以持续调整和达成重点学科建设目标。

目前，"院包科"对口帮扶正在以最快速度推进，援受两地专家携手努力，力争用8年时间，在克州人民医院创建一批国家级临床重点学科，培育一批自治区级临床重点学科，为推动克州医疗事业的快速发展推波助澜，实现克州医疗事业的跨越式发展，为克州打造一支永远不走的医疗团队，为克州各族群众提供更优质的医疗服务！

二、制定具体行动方案

根据中组部文件精神，以及《江苏省医疗人才"组团式"援助克州人民医院工作规划》，江苏"组团式"医疗援疆以后方援助医院为后盾，结合受援地实际需要，开展"院包科"对口帮扶工作，制定出具体的行动方案。

1.落实"院包科"计划

根据克州人民医院发展规划，江苏援疆医疗队重点支援康复科、心脏内科、肿瘤科、心脏血管外科、重症监护科、消化内科、感染科、中医科、普外科等 9 个专科，由江苏省人民医院联合江苏省肿瘤医院、苏州大学附属第一医院、徐州医科大学附属医院、江苏省中医院、江苏省中医药研究院、南通大学附属医院、南京医科大学第二附属医院 8 家单位结对帮扶，并安排综合管理人员任院长、副院长、医务部和科教科负责人。

2.深化进修培训

推动实行首席专家制，首席专家由包科医院选派，全面负责所在科室整体规划、学科建设、人才培养、医疗质量管理等工作。完善"传帮带"人才培养机制，通过克州医生送江苏进修、江苏专家送学克州、远程授课、结对帮带等多种方式，帮助克州人民医院培养医疗人才，提升克州人民医院的医疗技术和管理水平。

3.创新支援模式

配强核心团队，根据"院包科"结对关系，从江苏省内多家三甲医院选派管理人才和专业人才，组成实力雄厚的"组团式"援疆医疗队；根据学科专业相关性，通过多种方式，柔性引进高水平医疗专业团队；引入市场机制，鼓励引导各种社会资本和公益组织进入，探索医疗人才"组团式"援疆新模式。充分调动前后方各相关单位的积极性，宣传 "组团式"援疆工作成果，努力形成具有江苏特色的"组团式"援疆工作体系。

4.加大资金投入

每年安排医疗人才"组团式"援疆专项资金不少于 500 万元，支持医疗人才培养、柔性引才、交流交往等工作。加大对克州人民医院的投入，每年安排援疆资金不少于 800 万元，支持克州人民医院的硬件建设，重点打造健康管理中心、康复医学中心。

5.健全考核机制

细化考核标准，明晰量化目标，建立援疆医疗人才和本地医生双向考核机制，确保每项工作落到实处。把开展讲学、技术指导、技术创新等指标纳入考核范围，每季度进行一次考核，并将考核结果与援疆医疗人才和本地医生的绩效奖金挂钩。每年底，对考核成绩综合排名靠前的，进行表彰奖励。定期向省对口支援新疆克州前方指挥部和援疆医疗人才派出单位通报考核情况。

6.严格日常管理

加强援疆医疗人才日常管理，实行克州人民医院和省对口支援新疆克州前方指挥部双重领导。援疆医疗人才严格遵守受援医院和前方指挥部的各项规章制度。强化"组团式"援疆医疗队内部管理，成立党组织，进一步加强思想政治工作，提高援疆医疗人才队伍的凝聚力和战斗力。

7.强化组织领导

成立由省委组织部、省卫生健康委、省对口支援新疆克州前方指挥部、克州卫生健康委、克州人民医院等单位组成的江苏医疗人才"组团式"援疆工作协调小组，加强医疗人才"组团式"援疆工作的宏观指导和综合协调。充分发挥援受双方优势，密切前后方协调配合，加强理念对接、人员对接、工作对接，科学设定岗位职责，选优配强医疗团队，确保思想同频、节奏合拍、配合紧密，形成工作合力。

江苏省8家医疗单位严格遵照以上要求，积极贯彻落实援助方案，在充分了解分析受援科室发展现状的基础上，分别从医疗、科教、人才培养等方面设定科室发展目标，并结合江苏省人民医院的整体部署，立足实践、适时调整发展策略，稳中有序、循序渐进地推动受援科室全面建设。

三、实施对口帮扶项目

"院包科"围绕受援医院的总体援助目标配强队伍，在加强受援地学科建设方面，从科主任、学科带头人开始培养，开展新技术、新项目、硬件建设、文化建设、质量安全管理、远程医疗各方面的对口帮扶。

（一）培养技术骨干

1.主任培养

援疆科室主任帮教受援科室原主任或主任后备人选。在实施援疆科主任为主的"双主任制"模式基础上，由援受双方共同制定科室建设规划，具体涵盖科室医疗、科教、人才培养、设备引进计划等，并将计划以协议书形式呈现。在援助管理中以单病种付费、临床路径管理、门（急）诊改造、电子病历等为突破口，完善诊疗流程，真正使患者受益；优化医务人员收入结构，使科室内部管理进一步标准化、规范化，以此增强科主任精细化管理理念，提高管理效率；共同制订"师带徒"培养计划，明确培养目标、培养方式、培养路径、培养措施，并张榜公布；建立健全受援团队择优遴选、动态管理、效果评估机制，确保师带徒取得实效；加大对县级医院传帮带支持力度，接受县级医院选派的业务骨干跟班学习、挂职锻炼，拓宽"师带徒"的受益面。

2.学科带头人培养

由首席专家直接帮教学科带头人，通过联合查房、手术带教、科研指导、项目合作、教学培训等多渠道提升受援学科带头人医疗技术、临床科研等综合能力。其重要帮扶内容为：针对心脑血管疾病、血液系统疾病等当地常见病、特发病联合开展科学研究；积极申报自治区和国家级科研项目；巩固国家住院医师规范化培训基地协同基地创建成果，加强规培生管理，做好带教师资培训工作；开展支援医院专家到克州职业技术学校任教工作，做到教学相长。提高继续医学教育项目质量，打造在全疆有影响的医学继续教育项目品牌。

（二）推广新技术、新项目

根据受援科室诊疗水平现状及发展规划，开展适宜当地的新技术、新项目的推广与运用。发挥支援医院的技术特长，找准受援科室学科上的薄弱点和空白点，通过组织支援医院知名专家前来讲学和技术指导，形成"前方连后方""大团带小团"的支援格局，帮助受援医院进行新技术、新项目的持续开展。

（三）加强硬件建设

围绕受援科室建设目标，坚持必要、适度原则，确保基本医疗设备配置完备、医疗用房充足；同时结合受援科室发展水平，适度引进提升学科整体技术层次的高精尖仪器设备，并对引进的高新设备以"师带徒"方式加强技术培训。

（四）进行文化建设

探索建设以人为本的和谐科室，坚持以人为本的科室文化理念，倡导科室人性化管理。围绕"一切以患者为中心"的服务宗旨，通过完善医疗规章制度、优化服务环境、规范医护行为、提高服务质量等措施加强构建和谐医患关系；通过完善业绩考核制度、分配制度、激励制度等，建立科学、公正、稳定的人才发展机制；通过提升科主任和护士长素质促使其发挥模范带头作用；科室积极组织趣味运动会、主题演讲、联谊等活动丰富职工的文化生活；通过送药下乡、开展惠民义诊服务，强化科室服务理念和品牌效应。

（五）狠抓质量与安全管理

列出医疗质量风险点和管控细则；完善医疗质量和医疗安全的核心制度，包括首诊负责制度、三级医师查房制度、疑难病例讨论制度、会诊制度、危重患者抢救制度、手术分级制度、术前讨论制度、死亡病例讨论制度、分级护理制度、查对制度、病历书写基本规范与管理制度、晨会制度、交接班制度、临床用血审核制度等；通过院、科两级实行医疗质量责任追究制。

（六）开设远程医疗

在开通受援医院与支援医院远程医疗系统基础上，围绕受援科室建设目标，根据双方商定的远程医疗排课表，结合科室远程会诊需要，将定期学习与随机学习结合起来，通过远程诊疗指导、远程联合查房、远程教学等方式，提高受援医院诊疗水平和服务能力。

"院包科"模式是加强受援医院重点学科建设的重要举措，主要基于以上六方面，而其实施均以援受双方共同制订的重点学科建设计划和方案为基础，这显示了科学制订重点学科建设规划的重要性。而立足实践来适时调整阶段帮扶方式和内容是实现援助目标必不可少的环节，也是医疗援疆的人性化动态管理的体现，应始终坚持以解决问题为导向，带着问题援助，直面问题整改。

第三节

学科建设久久为功，品牌科室砥砺前行

江苏省医疗人才"组团式"援疆，依托"院包科"、院士工作站，将后方人才、物资进一步聚焦到克州人民医院重点学科建设上，从而使克州人民医院蹑景追风，少走弯路，不断加强重点学科建设，以更优质的服务为边疆群众的健康蓄力助航。

一、科室建设蹑景追风

"院包科"模式充分运用了后方医院科室管理经验，不断深化改革，夯实了受援科室学科建设的基础。在克州人民医院开展临床新技术、新项目110余项，制定落实了180多项核心制度以及"十三五"科室发展规划。8家包科医院积极捐赠了价值近2000万元的医疗设备，助力克州人民医院新建了心胸外科、肾病内科、血透室、

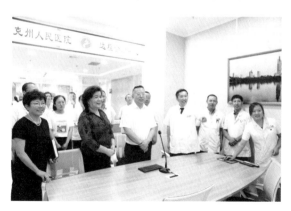

自治区卫健委领导指导调研

肿瘤内科、血液科、脊柱外科、全科医学科、柯医柯药馆、健康管理中心等20个科室；重点打造血液科和康复医学科，成立了中国工程院阮长耿院士和美国国家医学院励建安院士工作站；完成儿童输液室、急诊重症病房改造，医院信息系统升级等。受援科室从无到有、从有到优，医疗硬件逐步更新，诊疗水平不断改善。此外，通过"首席专家制、师带徒、传帮带"做好培训进修、示范带教、柔性引才等人才培养工作，邀请援助医院知名专家来克州送学上门、教学查房、病例讨论、手术带教等活动136批次；以解决问题为导向，选派康复科、心脏科、超声诊断科、放射科、ICU、血液科、肿瘤内科等330余名专业人员到江苏有关单位跟班学习，涌现出以卡德尔江、许天宝为代表的众多优秀学员，有效缓解了克州人民医院专业人才资源不足的状况，更为重点学科建设奠定了人才基础。

二、打造品牌科室

江苏省"组团式"医疗援疆以来，通过"院包科"模式在克州人民医院打造出健康管理中心、心血管科、中医科、消化科、重症监护室等多个品牌科室，加强了克州人民医院的重点学科建设。

1.健康管理中心

原来的体检中心体检需要在各科室完成，体检环境简陋、拥挤、设备设施差；体检中心和就诊区没有明显划分，体检人员和就诊患者共用场地、设备，不仅拥挤不堪，而且等候时间长，体检者还要楼上楼下在各个检查科室间奔波，极为不便。

在江苏援疆克州前方指挥部的支持下，"健康管理中心建设"列入2017年江苏医疗组团援疆重点建设项目，计划建成克州乃至南疆地区规模最大、功能最全、项目最多的健康管理中心，集高端诊疗、健康体检、慢病管理、远程会诊于一体的大型综合性健康管理机构。

2017年4月18日，克州人民医院成立"健康管理中心"筹备委员会。经过紧张有序的工作，在短短两个半月的时间内完成了选址、布局规划、设计装修、设备招标采购、计算机软硬件调试、人员招聘及培训等工作。克州人民医院领导邀请了江苏省人民医院健康管理中心张群主任和许年珍主任前来指导克州人民医院健康管理中心的规划与装修，并经多次讨论修改，形成了最终的规划设计方案，而且完善了健康管理中心的规章制度和体检流程。

2017年7月，"健康管理中心"正式投入运营。一个拥有"中国风"古典风格内景，环境清幽、温馨、舒适的健康管理中心呈现在大众面前。自此，全民健康体检工程全面启动，这是扎实推进医疗惠民工程的重要举措。"健康管理中心"承担着州直各单位近两万职工的体检任务，每天完成300~500人的体检量。整洁敞亮的环境，一站式的服务流程，一流的技术服务水平，深受各族群众欢迎。

此外，依托健康管理中心，克州人民医院已成功和援疆8家医院进行远程会诊对接，通过远程"爱心之桥"实现"1+N"家医院的多方同时在线会诊，让江苏省内专家变为"千里眼""顺风耳"，使管床医生、病人与他们面对面交流，提高诊断准确率，减少患者来回奔波的负担，造福边疆人民。今后须进一步深入挖掘互联网的潜能，通过扩大远程医疗覆盖面，纵深发展医联体建设，更好惠及边疆各族人民，推进健康扶贫。

2.心血管科

在"组团式"医疗援疆之前，克州人民医院在心血管介入技术上处于空白状态。江苏组团援疆以来，克州人民医院已能开展冠心病常规介入治疗，从2016年治疗400例增加到2017年治疗700余例。同时，开展复杂介入技术，如独立开展南疆首例冠脉旋磨术和先心病介入封堵术，成功开展了冠脉内超声和冠脉内旋磨技术。2017年7月份克州人民医院选派心血管科许天宝及超声科徐焱两位医师到江苏省人民医院进修学习先天性心脏病介入术。心血管科在江苏省援疆的大力援助下发展迅猛，手术量从初期的每年数十台发展到现在的半年400余台；手术的难度从初期以冠脉造影为主到现在多支病变、真三叉病变、完全闭塞病变（CTO）、左主干病变等手术的常规开展，特别是成功完成了零突破的南疆地区首例血管内超声指导下冠脉内旋磨术；同时科室还开展先心病封堵术、射频消融术、永久起搏器植入术等难度较高的手术。这些都展示了克州人民医院心血管科心血管介入团队的水平已达到南疆地区的领先水平。

以克州人民医院心血管二科为例。作为自治州重点临床专科，科室使用床位55张，人员配备完善，梯度结构合理。现有医护人员25名（博士、硕士各1名），其中援疆专家1名，主任医师3名，主治医师2名，住院医师3名，副主任护师1名，主管护师3名，护师4名，护士8名。近年来在江苏"组团式"援疆模式大力帮扶下，科室借助援疆东风跨越式发展，首次在克州地区开展了冠状介入治疗、血管内超声指导下复杂冠脉病变介入治疗、临时及永久起搏器的植入术、主动脉球囊反搏术、各种心律失常的射频消融术、先天性心脏病介入封堵术以及心包穿刺引流术、肺栓塞介入治疗等一系列高难度高风险手术。科室不断创新、勇于进取，在全州开展了新技术新项目10余项，科研项目近10项，发表核心期刊论文20余篇，包括全院首篇SCI论文。

目前，心血管科室全体医务人员爱岗敬业、刻苦钻研，熟练掌握了本专业各类常见病和急、危、重、疑难病症的诊断治疗，如急性心肌梗死、急性冠脉综合征、各类复杂的心律失常、难治性心力衰竭、心脏骤停及心肺复苏术、高血压危象等心内科急危重疾病的诊疗及抢救。今后，仍需加强先心病封堵术、射频消融术、旋磨术本土化和成熟化，更多开展心血管疾病相关科研项目，组建冠心病重症监护治疗病房，推动县际会诊及转诊、绿色急诊通道建立等相关工作。

3.中医科

克州人民医院中医科由一间普通的中医诊室发展成为目前克州地区具有中医特色的集医疗、保健、预防、护理、教学、科研为一体的多功能综合中医诊疗中心。中医科由住院部、普通门诊、专家门诊、名医门诊、中医特色针灸推拿理疗室、皮肤科治疗室组成，现有医护人员25人，援疆专家1名，主任医师1名，副主任医师3名，主治医师2名，住院医师1名，轮转医师2名，在外规培医师3名；主任护师1名，主管护师2名，护师3名，护士6人，人员配备合理，服务能力强。

中医科现有设备：中药熏蒸机、针灸针具、电针、中频脉冲仪、煎药机、中药粉碎机、中药足浴桶等。长期致力于常见中医内科疾病、风湿疼痛性疾病、内分泌疾病、常见皮肤疾病、不孕不育症、亚健康状态及各类妇科、男科、儿科疑难杂症的中医药临床治疗与研究，为广大患者提供中医诊治、中药饮片、中成药、针灸、推拿、拔罐、电脑中频脉冲治疗、中医塌渍、中药熏洗、中药贴敷疗法、中医养生、美容养颜等多种中医药服务。致力于人才培养及继续教育，积极与业界学界进行学术交流，在医院的支持下两位医师拜援疆专家刘克冕主任为师，通过"师带徒"模式，积极学习经验，提升专业技术水平。克州人民医院中医科还与自治区中医院先进学科建立了良好的学术联系和合作关系，先后多次派人前往自治区中医院、江西省中医院、北京中医药大学、中国医科大学附属盛京医院、江西南昌市男科医院等知名医院进修学习，将新技术引进来，增强了科室技术力量，提高了专业整体水平。

今后，科室全体医护人员继续本着"患者至上，温馨服务"的服务理念，实行名医、名科、名院战略，突出中医诊疗特色，加强学科建设，竭诚为克州广大患者打造出具有中医人文理念及特色的、优质的医疗护理服务，努力创建群众满意的中医科，为祖国医学事业的发展及克州人民群众的卫生保健事业，再创新的辉煌。

4.消化内科

克州人民医院消化内科在消化系统常见病诊治、消化内镜诊疗以及科研、教学等方面都发展迅速，是具有高水平胃肠病学和多种胃肠疑难重症诊疗技术的科室。现有江苏省援疆专家1名。科室配有先进的奥林巴斯290系统胃肠镜、氩气刀、电凝电切手术设备、胃幽门螺杆菌检测仪（碳-14呼气检测仪）等先进仪器，先后开展了胃、结肠息肉切除术（EMR）、内镜逆行胰胆管造影取石术（ERCP）、内镜下食管胃底静脉曲张套扎及硬化治疗等新技术。承担着本州及周边地区消化系统常见病、多发病、疑难病的诊治工作和危急重病人抢救工作。

克州人民医院组织医生认真学习医院的医疗核心制度等相关制度，并将制度贯彻、落实于各项临床工作中，提高医疗质量及医疗安全水平。医院建立了定期业务学习制度及MDT多学科讨论制度，每周三按时组织学习讨论，促进了医生的知识更新及临床诊治水平的提高。积极开展新技术、新项目，包括高级内镜（ESD/ERCP/EMR）下消化道良恶性狭窄扩张及支架置入术、食管胃底曲张静脉套扎及硬化术、肝脏穿刺活检术、三腔二囊管压迫止血术等。同时，申报自治州级科研项目1项，科室人员发表文章两篇，实现SCI文章零的突破。成功举办了科室首届"克州地区消化系统疾病新进展、新技术推广与应用"继续教育学习班，进一步提高了克州地区消化及相关专业医生的知识水平。

5.重症监护室

克州人民医院在江苏援疆专家的带领下成功创建了急症重症医学科，创建了胸痛、创伤、卒中、危重产妇和危重新生儿等五大中心。根据"院包科"安排，援疆的专家作为脑卒中、胸透中心、创伤中心三大中心的主任，急诊科室进行了集"胸痛、卒中、创伤"于一体的功能布局和区域改造；以多学科协作的方式建立了医、护、康联合查房制度、会诊制度；建立了脑卒中急症患者诊疗"绿色通道"；加强了"胸痛、卒中、创伤"早期鉴别诊断、早期处理、MDT快速启动等工作。科室主要收治各种心脑血管急危重症、心肺脑复苏术后严重创伤及多发伤、各种中毒、各类休克、严重感染、重症胰腺炎、消化道大出血、电击、溺淹、中暑、多脏器功能障碍等各类急危重症和复苏后重症患者。急诊重症监护室

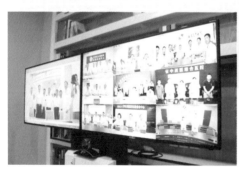

"1+9+N"远程助力"院包科""师带徒"

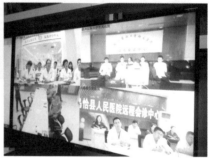

打造当地"1+4+N"远程会诊模式，助力克州医疗水平的发展

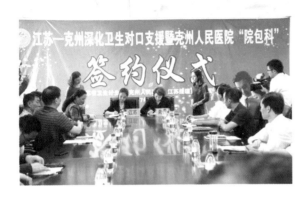

"院包科"签约仪式

（EICU）的启用，标志着医院形成了完善的院前急救-院内急诊-重症监护室（EICU）的现代急救医疗体系，秉承"高效率，高起点，高品质"的原则，提供了进一步做好克州人民医院急危重患者的救治保障。在援疆专家帮扶下，重症监护室临床、教学、科研、人才培养、健康教育、对外交流、文化建设等各项工作再上新台阶。

经过调研，援疆专家决定推广连续性肾替代等治疗技术，现科室多名医护人员已掌握该技术。急诊科部分成员参加了2019年新疆护理学会"重症病房集束化管理研讨班"期间举办的首届"夯基础·重质量·重技能"比赛，获得了优异成绩。在开展新技术的同时，健全培训机制，争分夺秒进行传帮带。借助江苏援疆平台定期组织全科人员业务、技能学习，不定期开展专题讲座培训班，加强人才培养。通过后方医院专家及聘请本领域高水平专家指导，开展教学讲座、教学查房、疑难病例讨论、病历规范书写、医患沟通技巧、相关医疗法规的学习等，多渠道多形式地对本地医务人员进行业务指导；培养临床工作新思路，开展新技术实践，并通过带教让当地医生可以独立完成相关治疗工作，以持续促进三大中心建设。

援疆团队通过启发科室骨干从新技术或者当地特点中发现科研课题，进一步带动科室申报课题，激发技术骨干钻研业务的激情。科室人员探索课题切入点，发现正常糖耐量的人群中维吾尔族人血浆中谷氨酰胺的含量低于其他民族。进而以"谷氨酰胺"作为突破点，进行了"丙氨酰谷氨酰胺强化早期肠内营养应用于不同民族重度颅脑损伤患者营养支持疗效的观察"的相关研究，从实验设计到病例收集到数据统计，专家手把手教授年轻医生。现已完成论文1篇，并发表于《中国急救复苏与灾害医学》杂志。

6.肿瘤科

以江苏省肿瘤医院为依托，2016年6月16日正式成立江苏省肿瘤医院克州人民医院肿瘤科。目前科室共有江苏省肿瘤医院组团式援疆专家2名，本地医师6名，护师11名。通过近3年的科室发展，肿瘤科现已可以完成数十种恶性肿瘤的常规诊疗工作，包括术后辅助化疗。

围绕创建克州地区重点专科的目标，肿瘤科完善制度建设，推进科室规范运行。例如做好死亡病例讨论记录、危重症抢救记录、医疗争议差错事故记录、质量控制记录、不良事件登记、危急值上报制度等台账；继续完善18项核心制度；继续开展并完善MDT诊疗活动，坚持科室业务学习，规范诊疗理念，推广肿瘤诊治新技术；举办胃癌诊治进展学习班；邀请江苏省肿瘤医院专家团队定期来克州进行专题授课、教学查房、手术带教及疑难病例讨论，提高本地医务人员临床服务水平。

自创建以来收治的病人中约有一半患者需要放疗，这些患者均需前往1800公里以外的乌鲁木齐就医。为减轻患者负担，肿瘤科申请开展放疗工作，援疆团队协助医院购买加速器、建设机房及申领证件，积极筹备开展放疗业务，为的是既方便克州群众就医，又满足科室长期发展要求。

为快速提高科室人员的业务水平，建设克州人民医院肿瘤中心，援疆医疗团队将加强科室人员专业培养作为后续重点工作之一。肿瘤科选派医师 2 名、物理师 1 名、技术员 2 名及护士数名，到江苏省肿瘤医院放疗科进修学习；组织科室人员参加肿瘤专科培训，学习 PICC、输液港等专科常规操作技术。

7.心胸外科

克州人民医院心胸外科是医院重点建设专科，目前为苏州大学附属第一医院"院包科"科室，且有援疆专家长期入驻，专业范围包括心外、普胸、甲状腺、乳腺、血管等种类。科室有着一支积极进取，开拓创新、团结协作的团队，还拥有一支积极向上、生气蓬勃的护理团队，为每一位病人顺利康复出院保驾护航。科室拥有先进的医疗设备、雄厚的医疗技术力量、合理的人员结构和丰富的人才储备。这是一个集医疗、教学于一体的综合科室。科室非常重视人才的培养，不断派出技术骨干到外地知名的医疗机构学习、交流，并与他们保持着长期的密切联系，让患者在家乡就可以得到更好的医疗服务。现科室成为一个具备完整诊疗体系，同时设备完善的心胸外科，为术后康复提供了有力的保障。科室近几年来得到快速发展，开展了多项新技术、新项目。

由于心胸外科前身为普外科的一部分，主要业务以治疗甲状腺、乳腺疾病为主，每年手术量约200~300台。这也是科室绩效的主要来源。对该科进行改革，完全摒弃普外手术，仅开展心胸手术不现实。为此，援疆团队配合医院采取的方针是巩固和继续发展甲乳手术，提高甲类手术的比例，把手术进一步做精，做成医院的品牌。组团式援疆使科室普胸患者在家门口就能得到救治，保证大病小病都能治、大病不出州。心胸外科对有特殊要求的患者，尽量说服患者留在院内治疗，必要时安排合适专家到院内来实施治疗。

重点发展心脏外科。克州地区心脏病特别是先天性心脏病高发，其发病率远高于普胸疾患。导致此现象的原因既有地理因素——克州属于高原气候，使得居民易患此疾病；也有人为因素——普及孕妇产前检查有难度，致使先天性心脏病高发。而克州下辖的3个县一直是国家重点扶贫地

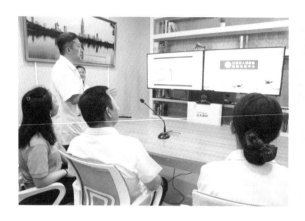

空中课堂放大远程效应

区，由于地势偏僻、交通不便，很多心脏病人不是不重视疾病就是没条件医治，也有不少心脏病人只能无奈地放弃治疗。自从江苏援疆队以"院包科"形式扶持克州人民医院科室发展后，心胸外科焕发了新的生命力。通过"传帮带"方式已经成功实施了5期"润心计划"，不但使心胸外科的当地医生崭露头角，提高了业务水平，提升了科室整体技术力量，而且更培养引领了一批相关科室的医务人员，对提高克州的医疗水平，使其更好地服务大众起到了推动作用。

8.普外科

普外科是克州人民医院第一批自治区重点建设科室，承担着全州4县1市60万人的急腹症的诊治工作，是克州"创伤诊疗中心""急腹症诊疗中心""肝包虫规范化手术治疗定点单位"。在援疆专家帮扶下，普外科重新梳理科室规章制度并组织学习，落实岗位责任制等18项核心制度，确保医疗质量和安全，年手术量1000余台。科室多次被评为"优质护理单位""宣传工作先进集体""医疗质量管理优秀科室"，拥有自治区高层次人才培养对象1人，少数民族特培人才2人，成功主办国家级继续医学教育项目，成为克州医疗行业技术力量雄厚，融医疗教学、科研为一体的优势学科。

援疆主任每人带1~4名年轻徒弟，言传身教，随时进行教学，从细节上纠正技术缺陷，督促其理论学习，教授医患沟通的技巧。医疗队运用后方医院的科室管理经验深化科室改革。援疆专家带领当地普外科医生开展了胃癌、肠癌的根治术。此外，还开展了多例复杂肝外伤修补术，规则性肝切除术，规范的甲状腺癌改良根治术，乳腺癌的规范化治疗。在手术中援疆专家言传身教，从基本的精准轻柔操作到"骨骼化清扫"及器官功能保护，仔细讲解。通过这些手术示教和传帮带，当地医生进一步提高了诊治水平，当地的患者也得到了更好的诊疗服务。

援疆专家针对当地肝病多发的现实情况，带领科室骨干人员共同申报了州课题，带动科室年轻医生申报课题及撰写论文，激发他们钻研业务的激情，培养他们的科研思维，促进其快速成长。年轻医生目前正在积极地收集数据，进行实验设计。针对肝包虫病和腹壁疝、溃疡病穿孔的临床研究也在进行中。在开展手术示教的同时，援疆专家还通过开展医学讲座、教学查房、疑难病例讨论、多学科讨论等多种形式的教学活动，提高了科室医生的理论和实践水平，开阔了眼界，并促使他们规范疾病的治疗。

9.康复科

康复科遵循"以病人为中心"的宗旨，高目标高起点建科，引进了先进的康复医疗设备：CPM机、高频热疗机、脑功能障碍治疗仪、神经肌肉电刺激治疗仪、股四头肌治疗仪、电动站立床、功率车、多功能网架、作业治疗桌及配件、滚筒、小儿治疗桌、小儿站立架。目前开展的治疗项目有：现代康复治疗技术，包括运动疗法、作业疗法、语言疗法、物理疗法、中医火龙疗法、针灸、针氧、推拿、咽部冰刺激疗法、脑性瘫痪患儿现代康复运动疗法等。开展的治疗病种有：脑梗死、脑出血、颅脑外伤术后、脊髓损伤术后、骨外伤术后、颈椎间盘突出症、腰椎间盘突出症、各种退行性骨关节病、周围型面瘫、慢性非特异性结肠炎、小儿脑瘫等疾病。

2017年6月，在江苏省人民医院的大力支持下，克州人民医院正式成立"励建安院士工作站"。为了进一步完善和发挥励建安院士工作站的作用，2018年7月，江苏省人民医院康复医学科李勇强主任担任克州人民医院康复医学科主任，依托院士工作站的资源，从新技术、新项目、高端人才引进等方面开展工作。结合当地实际，遵照克州人民医院及院士工作站要求，把临床技能、科室管理、教学科研等大胆、科学、有效地结合起来，从理论知识到操作实践，手把手传教康复技术，要求每一位医生、治疗师都能够熟练掌握康复患者的常规诊疗；执行卫健委的三级康复医疗体系建设标准，开展了早期康复、重症康复和围手术期康复治疗，把康复治疗前移到临床科室；招聘 15 名治疗师、5 名护士，病区由原来的 20 张床位，增加到现在的 70 张，初步建立起了一支拥有 40 多名专业技术人员的康复团队；派往江苏参加康复学术交流 4 人，参加励建安院士举办的康复高峰论坛 2 次；由励建安院士团队协助克州人民医院康复科共同开展了"上运动神经元病肌肉痉挛的康复处理""骨折术后康复治疗技术""康复机器人临床应用"等科研项目。

依托励建安院士工作站，克州人民医院已经将早期康复拓展到 6 个临床科室，接受康复救助患者 548 名，康复治疗南疆 4 个地（州）0~6 岁脑瘫患儿 4100 名，科室转诊率明显下降，患者得到高质量的就医保障，对康复治疗效果赞不绝口。此外，励建安院士工作站还利用援疆银发专家资源传帮带，通过柔性引才互通有无、讨论疑难病例，开展学术交流，吞咽、言语和认知等方面的治疗技术不再是南疆地区的空白。

第四章
"师带徒"人才培养

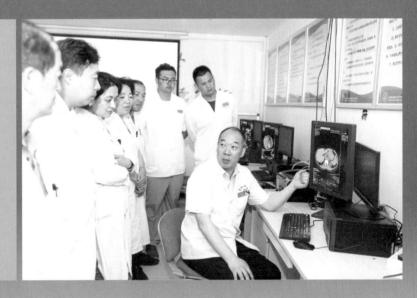

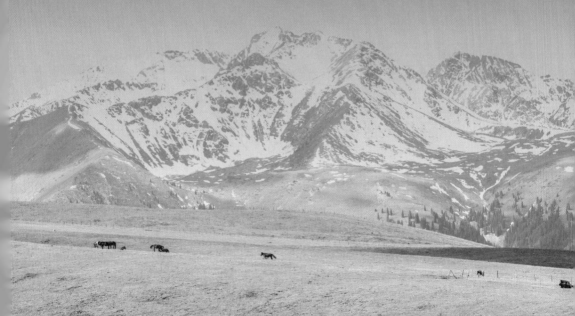

第一节

深入调研：各类人才资源短缺

　　"组团式"医疗援疆的受援单位主要为南疆地区医疗机构。南疆地区目前还没有医学类高等院校，当地医疗机构的服务能力与内地同级医院相比有较大差距，当地医护人员缺乏能力再提升的途径。长期以来，当地缺乏优秀的医疗人才，同时存在招人难和留不住人的问题。医疗人才"组团式"援疆工作的开展，其中一项重要任务就是要做好"师带徒"的工作，培养当地医护人员。通过传帮带教，将先进的诊疗方法和管理经验留在南疆受援医院，为当地留下带不走的医疗队伍。

一、人才资源短缺，难以满足患者需要

　　医疗人才"组团式"援疆的受援医院人才较为缺乏。

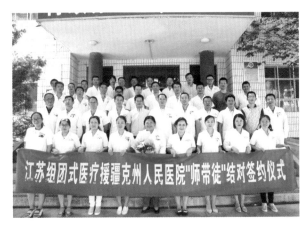

"师带徒"结对签约仪式

以江苏医疗援助的克州人民医院为例，2015 年度组团援疆实施之前，医院有 898 张床位，医疗技术人员为 831 人，医疗技术人员与床位之比为 0.93∶1，不能满足国家卫计委《三级综合医院服务能力指南》中卫生技术人员与实际开放床位之比≥1.2∶1 的基本要求。

医院服务能力也无法满足当地群众的需要，因为人才资源短缺，很多当地群众急需的医疗项目不能开展，医院也无法抽出人力到自治区和内地大医院进修培训。2015 年度，克州人民医院出院人次为 30216 人次，床位使用率为 91.40%，救治危重患者的比例为 16.12%。因当地医疗人才缺乏，很多患者不得已选择到 1400 公里外的乌鲁木齐求医，不仅耽误了最佳的治疗时间，也给患者带来了很大的经济负担。

南疆特别是地处南疆的克州，是脱贫攻坚的主战场，就业创新的大环境还亟待改善。在人才的引进和管理上，观念较为陈旧，没有给年轻的医护人员创造良好的学习条件和进修的机会，医护人员接受先进医疗技术和管理理念教育的机会较少。与此同时，很多年轻医护人员因自身专业技术的发展受限而选择离开，人才流失的现象同样较为严重，这加剧了南疆地区医疗人才缺乏的状况。

二、"师带徒"培养人才，留下带不走的人才队伍

医疗人才"组团式"援疆工作实施之初，中组部等 4 部委就将师带徒和人才培养工作列为重要的工作任务。《关于做好"组团式"援疆医疗人才选派工作有关事项的通知》〔组通字(2016)18 号〕明确提出，援疆专家要通过发挥自身专长和团队优势，通过"团队带团队""专家带骨干"和组织人员到内地进修培训等形式，帮教受援医院及相关科室医护人员，示范从事医疗活动，传授医疗技术，提高受援医院的医疗能力和素质，推动相关科室建设不断进步。

自 2016 年组团援疆实施以来，受援地区引进和培养了一大批医疗人才。"组团式"医疗援疆模式不仅有效缓解了当地医疗行业专业人才资源不足的状况，更为受援地区打造出一支永远不走的医疗团队，从"骑自行车带人"变为"教会别人骑自行车"，把"输血"真正变成"造血"，留下技术，为当地群众持久地提供高质量的医疗服务。

第二节

师徒双选：完善师徒对接机制

坚持援疆专家既当医生又当先生的做法，每名援疆专家带徒弟2~3名，明确培养目标、方式、路径、措施，建立保障机制。加快对医院骨干的培养，提升医院专业技术水平，培养一支技术精湛、医德高尚的人才队伍。通过周期性的师徒结对培养，造就一批热爱祖国、热爱医疗卫生事业、理论扎实、技术精湛、品德优良的人才，激励专业技术人才积极向上、敢于冒尖、迅速成才、脱颖而出，成为本专业后备学科带头人或技术骨干。

一、"师带徒"老师的选择

（一）基本条件

以支援医院选派的医疗队员作为老师，以"师带徒"方式承担带徒任务。带徒老师必须具备中级以上专业技术职称以及深厚的基础知识，医术精湛、医德高尚、责任心强，并有较强的科研能力和带教水平，有丰富的临床实践经验的江苏"组团式"医疗团队中的援疆专家、江苏柔性引才援疆专家。

（二）老师遴选

1.以派驻的援疆专家作为老师

医疗人才"组团式"援疆选派的医疗专家和医院管理专家一般1.5年轮换一次，这些选派的医疗援疆专家，就是老师的第一来源。以援疆专家作为老师，与"院包科"所支援的科室相对应，由援疆专家在受援医院手把手带教当地的年轻医务人员，在医疗技术上注重带教和逐步放手，让学员得到快速的成长。同时，派驻援疆专家在服务患者及科室管理等方面言

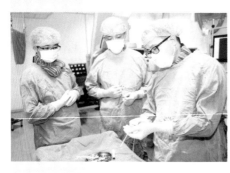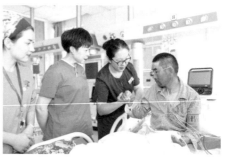

援疆专家手把手带教

传身教，让带教学员在做好对患者的服务、养成良好的习惯的同时，科室管理能力等方面也得到提升。

2.以各类柔性援疆人才为老师

柔性援疆是"组团式"医疗援疆的另一种方式，包括按受援医院需求，从支援医院选派短期的援疆人才支援受援科室工作；安排支援地区退休医疗专家前往受援医院开展培训、讲座、义诊等活动；支持受援地区重点项目（如妇幼健康项目、结核病防治项目）而选派的短期援疆专家等。师带徒的开展要将符合条件、有时间和精力的柔性援疆专家纳入带徒老师的范围，选派学员加强双方的联系，签订协议确定合作的关系，同时也能够更好地推进在受援地区开展项目，在项目实施的过程中培养受援地区学员。

二、"师带徒"学员的选择

（一）基本条件

受援医院选择思想觉悟高、热爱医疗卫生事业、医德医风良好、专业基础较好、好学上进、愿意扎根边疆工作的中青年医疗人员作为跟学学员，与老师结成"一对一"或"一对多"帮带关系。

临床医生需具有执业医师资格，本科学历从事临床工作3年或大专学历从事临床工作5年以上，40岁以下，确有发展潜力的专业技术人员，采取个人报名与所在科室推荐相结合方式，经所在科室职工评议，报院科教科备案，入选后签订导师学员培养协议书。管理人员参照以上程序执行。

（二）工作重点

师带徒工作实施的重点，在于培养当地医院的年轻医务人员，让先进的诊疗技术和管理经验后继有人。因此，在徒弟的选择上，受援医院和"院包科"受援科室的年轻医务人员是培养的重点，从中重点选择1~2名医护人员，对应科室开展的新技术新项目，由援疆专家在支援期间重点带教，对科室未来的发展具有重要意义。

（三）工作内容

在重点培养帮扶学员之外，援疆专家还要结合自身专业，将先进的医疗技术和管理经验传授给更多的人员。所谓"授人以渔"，一次技术指导或者理念的普及，可以让当地更多的年轻医务人员受益。一是要积极带教受援地的医务人员，除了重点带教的学员外，也对其他年轻医务人员的业务发展给予关注；二是创造机会为基层医疗机构的医务人员提供指导，可以通过规培带教、义诊下乡等方式指导基

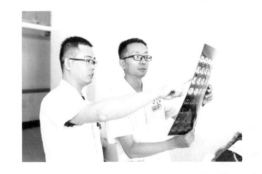

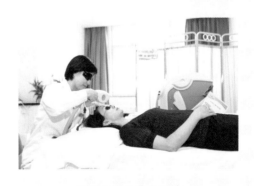

援疆专家师带徒教学

层医护人员；三是援助同一地区不同的医疗机构（比如克州地区援助克州人民医院和援助阿图什市人民医院）的专家，可以互相到对方的医院进行技术指导和带教学员，扩大带教的覆盖面。

三、完善"师带徒"对接机制

承担带教任务的老师与学员签订培养协议，具体负责学员培养。老师在疆期间，学员每日与老师共同工作，共同参与诊治病人、科室管理、开展科研项目等。柔性援疆的专家以及老师援助期结束之后，要继续与学员保持联系，对学员进行指导。师徒可以通过远程医疗、互留联系方式定期汇报、共同进行科研等方式，建立长期的指导与学习的关系。

老师根据学员的专业特点，制订培养计划，突出重点，急用先学，做到理论与实践相结合、临床与科研相结合、医术和医德相结合。

确定教学内容后进行重点辅导。一是通过查房、读片、病历讨论、疑难死亡病例研究、操作示范、临床实践研讨、手术检查对照等加强临床实践带教。二是承担医学院教学课程，巩固强化学员的基础理论知识。三是通过举办短期学习班、开设专题讲座等学术活动，让学员列席学术委员会会议，参与院科研项目讨论、事故处理等，提高学员的学识水平和管理水平。四是让学员承担新技术项目，参与课题研究，提高学员的科研水平。在培养学员专业技术的同时要培养其良好的敬业精神、高尚的道德情操，严谨、科学的工作态度和扎实的工作作风，使其成为专业理论基础扎实、操作技术娴熟且知识面宽、适应性强、懂业务、会管理的新型专业技术人才。

第三节

守正创新：全方位加强管理

江苏省的援疆团队为了给克州打造一支永远不走的医疗队，实施了"传帮带"人才培养机制。除了采取"院包科"、"专家带骨干"、送培养对象到内地医院深造等方式，江苏省援疆医疗团队还与克州人民医院各科室签订了"师带徒"协议。"师带徒"协议明确了江苏省援疆医疗团队为克州人民医院培养人才的目标和责任，这是江苏省"组团式"医疗援疆的一项重要举措，是进一步深化医疗援疆工作和培养多元化人才的一项具体措施。

2017年，克州人民医院的援疆专家和当地优秀员工建立了"一对一"跟学、"结对子"的"师带徒"模式。援疆专家手把手带、面对面教，帮助当地医疗技术人员提升独立开展手术和诊治疑难杂症的能力。

2018年，江苏省援疆医疗团队在"一对一"师带徒模式的基础上，进一步尝试了"一对多"的带徒模式。援疆医疗团队深化成效评估方式，并搭建卫生技能竞赛的平台，对徒弟们进行好中选优，从"伯乐相马"转为"伯乐赛马"，培育出了一大批能扎根克州的好苗子和技术标兵。为了更好地推动技术本土化，江苏省相关指导部门还加强了对克州人民医院相关受援科室和援疆专家所带徒弟的评价考核，做到援疆专家和承接团队的无缝对接。

"古之学者必有师，学有捷径，皆因有师。"自从"组团式"对口援疆工作开展以来，共有3批46位援疆专家和当地医生结成了"师带徒"关系。一批又一批的江苏援疆专家致力于对当地医生的培养，10家省属医疗单位的援疆专家没有任何门户之见，他们不为名不为利，"捧着一颗心来，不带半根草去"，无偿地将自己的医术毫无保留地传授给有学习意愿的当地医生，为克州人民医院打造了一支医疗专业人才团队，造福边疆各族人民。

一、加强统筹规划，多部门联合管理

对口援疆作为一项整体性的工作，涉及产业、行政、教育、卫生等多行业和部门，人才培养是援疆的重要任务之一。医疗人才的培养作为对口援疆人才培养的重要组成部分，被列为援疆前方指挥部、受援地区党委组织部整体人才培养计划的重要内容。考虑到医疗卫生高度知识性和专业性的行业特点，江苏的医疗援疆将卫生人才培养作为地区整体人才培养的重要组成部分。

以江苏省援助克州为例，援疆前方指挥部和克州党委组织部都将人才培养作为重要工作任务，医疗人才是整个地区人才培养的重点之一。克州党委组织部每年度安排确定各援疆及受援单位申报"1+X"援疆专家带教学员名单，并确定带教任务，每年度进行考核。江苏援疆前方指挥部和克州党委组织部联合启动了"帕米尔3123人才培育计划"，将3年作为一个培

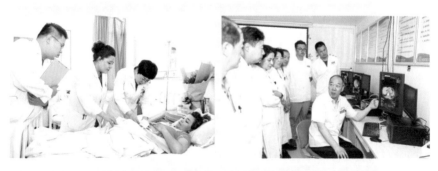

援疆专家师带徒教学

育周期，覆盖教育、医疗卫生、宣传文化、政法、农业、经济产业、高技能和党政8个类别。已实施两期"帕米尔3123人才培育计划"，共培育人才844名，其中，医疗人才119名，占比14.10%。

二、做好学员培养，提升帮带成效

江苏援疆前方指挥部和克州党委组织部启动"帕米尔3123人才培育计划"后，结合援疆干部人才"1+X"三互行动、柔性引才等活动，明确培养目标、方式、路径、措施，建立保障机制。援疆领军人物和骨干，在管理期内，帮带1~2名本领域专业技术人才，通过开展课题研究、技术指导等形式完善克州人才队伍梯队建设。如第二期"帕米尔3123"骨干人才张振海，带领7名克州人民医院医务工作者，开展课题"'组团式'医疗援疆推动健康扶贫实施'三个一批'的探索与实践"的研究，被自治州立项为重大课题。通过帕米尔人才协会、民族团结协会，定期举办各类人才沙龙活动，加强业务知识交流；依托励建安院士人才工作站、阮长耿院士人才工作站，通过院士专家行、名师大讲堂、银发人才援疆、名医巡回交流等形式，加强本地人才与援疆省市高端医疗人才友好往来和互访交流，促进本地医疗人才与外界交流、交往、交融，进一步拓宽视野，提升医疗技术水平。

医院从学科建设、队伍建设出发，坚持问题导向，选派康复科、心脏科、超声诊断科、放射科、ICU、血液科、肿瘤内科、理化检验、地方病防治、卫生应急处置等330余名专业人员到江苏有关单位跟班学习，开阔克州医务人员的眼界，提高实践操作能力和技术水平。学员卡德尔江，目前任心胸外科主任，已独立开展了18台心脏手术。学员许天宝在江苏援疆专家的培养下，已成长为心血管科副主任，现已经能开展复杂冠脉介入手术，且已经完成了50台复杂冠脉手术，还受邀到石河子一附院进行冠脉介入手术及学术交流。在他的努力下，克州人民医院从无到有完全实现了起搏器植入技术本土化。2018年，许天宝去北京参加了第二十九届长城国际心脏病学会议并荣获病例大赛三等奖。姜玉芬荣获"克州工匠"称号，木尼热、周鑫、杨华分别在自治州首届临床能力竞赛中成绩名列前茅。学员

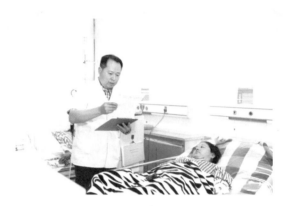

援疆专家带教查房

们取得了良好的成绩，各科室技术水平也大幅提升，其中先天性心脏病介入治疗手术本土化走在南疆兄弟医院前列；医院两名职工考上南京医科大学公共管理研究生，医院给予了大力支持。

按照既"带人骑车"又"教人骑车"、从"伯乐相马"向"伯乐赛马"转变的思路，江苏援疆医疗队做好师带徒、传帮带工作，累计结对徒弟150余人次，传授新技术、新项目180余项，共同申报科研课题30余项，带动医院获得自治区级课题4项，SCI收录期刊和中文核心期刊发表论文数量取得较大增长。

实施银发援疆计划，从江苏选派国内知名的退休医疗专家23名，在克州开展义诊20余场次，诊疗2000余人次，查房198人次，专题讲座24场次，师徒结对12人，带教示教254人次，为患者手术12台次。邀请江苏省人民医院励建安、苏大附一院院长耿2位院士到克州人民医院挂帅院士工作站，推进克州人民医院康复科和血液科建设，在院士团队专家的带领下，医院康复医学科住院病人倍增，血液科正式建科。

推动高水平人才培训基地建设。坚持引育并重，推动本地人才培养从"输血"向"造血"转变。积极争取国家和自治区卫生健康委支持，全面启动国家级住院医师规范化培训基地创建工作。与克州人民政府签订意向协议，邀请南京医科大学进驻克州，克州人民医院建成南京医科大学非直属附院；南京医科大学研究生同等学力研修班于2019年3月正式在克州开班。所有援疆医生在克州职业技术学院护理系、康复系兼职，培养当地实用型技术人才。

因慕援疆专家之名，许多医学专业毕业生来到克州人民医院求职，还有很多新职工来自内地。2019年7月，克州人民医院迎来了200多名应届毕业生，在援疆专家的培育下，他们成为克州人民医院的一股新生力量。

三、合理安排人员送内地进修，针对性培养专业技术人才

"组团式"医疗援疆注重充分发挥后方支援医院的作用，共同做好为边疆地区培养人才的工作。每年度由援疆专家联系和建议，根据医院发展和科室培养计划，选派受援单位的医护人员和管理人员前往支援医院进修学习。进修时间一般为6个月，根据需求也可以安排3个月或1个月时间的临时性短期进修。选派学员时应征求援疆专家意见，援疆专家在正常带好结对徒弟的情况下，还对其进行某一方面重点技术的培养；或者安排师带徒以外的学员赴内地进修，扩大科室掌握领先医疗技术的人员覆盖面。对不在"院包科"范围之内，未选派援疆专家的科室，医院援疆办（或院办公室）出面协助联系支援医院，帮助医院各科室医护人员共同提升。

四、做好双向考核，保证培养成效

1.考核指标

考核内容包括医疗新技术的开展和掌握、各级别医学科研项目的申请和医学科研论文的撰写。每一轮考核周期为1年。考核目标为各类别的达标率，通过对工作任务进行考核，有效地为援疆医院的人才队伍和学科建设提供了质量保障。

带教导师根据设定的带教任务，在本年度带教工作结束后，对学员具体任务完成情况进行考核。

导师根据学员的学习任务确定带教目标。具体的考核指标是：1年内，每位学员在导师的指导下，必须独立开展的新技术名称、例数，必须完成的科研项目的级别、名称，必须发表的科研论文的级别、数量等。该制度结合了每位援疆专家所在科室的实际情况，由医院、科室、带教导师和带

教学员4方进行协商制订，既明确带教任务，又保证带教方案切实可行，以求援疆专家在带教过程中有的放矢、稳扎稳打（如下表）。

"组团式"援疆师带徒双向考核内容

考核对象	一级指标	分值（分）
援疆专家	帮扶工作计划制订	10
	师带徒人才培养	30
	科室质量与安全指标	20
	科室教学和科研指标	20
	受援科室和学员评价	20
师带徒学员	个人学习计划制订	10
	导师评价	30
	技术能力提升	20
	科研能力提升	20
	工作纪律	20

2.考核办法

每个援疆年度结束，由考核领导小组副组长组织专家对科室每个导师和学员工作完成情况进行考核，并根据每个科室导师工作完成情况，统计本年度整体工作完成情况，报医院院长，并由医院院长主持召开总结会议，领导小组全体成员和所有学员共同参加会议。

3.奖惩

援疆工作结束，根据带教任务的完成情况，医院对导师予以奖励。学员在本年度认真学习，能完成年初设定的学习任务的，医院也予以相应奖励，并安排继续接受专家带教，或派往援助专家所在医院进行进一步学习。学员不认真跟随专家学习，未能很好完成工作任务的，被取消学员资格；在年度出现重大工作差错的，按医院相关制度予以处理。

第四节

师徒情深：援疆结出累累硕果

一、内镜操作我能做

国家卫健委《三级综合医院服务能力指南》（2016版）中提出，消化内镜技术作为消化科的必备医疗技术，三级医院都必须开展。消化内镜技术通过微创手术替代传统的开放式手术，具有明显的技术优势，使患者的创伤更少，住院时间显著缩短，缓解了患者的痛苦。

克州人民医院从2013年起逐步开展了部分ERCP手术等消化内镜技术，但因为当时的援疆专家时常轮换，未做好人才培养等原因，此项技术一直未在医院得到很好的实施与传承。

自从江苏"组团式"医疗援疆团队来到克州人民医院后，团队中的消化科专家带领消化科开展了经超声引导肝脏穿刺活检术、食管恶性肿瘤金属支架植入术、食管胃底静脉曲张套扎术、内镜下食管狭窄扩张术、内镜下食管支架置入术、内镜下食管静脉曲张套扎术、内镜下胃底静脉曲张硬化治疗、内镜下黏膜下隆起剥离术（ESD）、内镜下胃肠息肉切除术（EMR）、肝脏穿刺术等多项新技术、新项目，填补了克州人民医院乃至整个克州内镜下治疗的空白。当地医务人员从只能做简单的胃肠镜检查到现在可以熟练进行内镜操作和内镜下的治疗。

"一日为师，终身为师"，师带徒就像一条无形的纽带联结在师徒之间，增加了老师和学员交流、学习的机会。这是一个新的起点，虽然学员在以后的工作、学习、生活中仍然会有疑难问题，相信他们自身会不断努力学习，老师也会不断给予教诲，在老师的"传、帮、带"下，他们一定会迅速、茁壮成长。

二、竞赛奖项我来拿

援疆专家师带徒指导克州人民医院学员，学员们参加"2017年新疆维吾尔自治区卫生应急技能竞赛决赛"，在全疆14支代表队当中成绩名列前茅，获得团体"优秀奖"。参加"2018年新疆维吾尔自治区卫生应急技能竞赛决赛"，获得团体第三名（三等奖），医生组获得个人三等奖，护理组获得个人优秀奖，驾驶组获得个人二等奖。

按照自治区卫生计生委、总工会《关于开展全区卫生应急技能竞赛活动的通知》要求，克州卫生计生委、克州总工会联合举办的卫生应急技能竞赛在克州人民医院、克州疾控中心拉开序幕。在江苏援疆专家的传帮带教和精心指导下，学员获得突发事件紧急医学救援组个人一等奖，代表克州参加自治区卫生应急技能竞赛。

本次竞赛准备时间短、任务重，在比赛前两周得到通知后，援疆专家对这次大赛进行了全面的资料收集，了解参赛细则及要求。此次卫生应急技能大赛设有两个环节，第一环节是专业技能操作，包括心肺复苏、气管插管、AED的使用、外伤病人的包扎固定、脊髓损伤病人的搬运等；第二个环节则是笔试，内容包括紧急救援

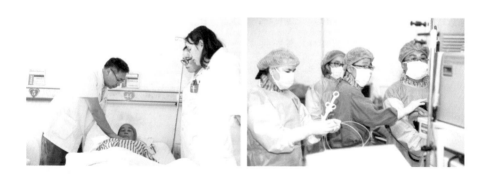

援疆专家为学员做赛前指导

基本知识、相关法律法规、传染病相关知识、中毒相关知识等。

这次的比赛从理论知识、动手能力各方面考查专业技术人员水平。援疆专家作为"师带徒、传帮带"的老师，不断为学员出赛题、搜资料，给予学员细心的指导，并且尽一切可能地为学员解决各种困难。学员们利用下班时间模拟比赛环境进行各项技能操作训练，查漏补缺。在准备及参与比赛的过程中，学员们既获得了专业能力的提升，取得了良好的比赛成绩，更收获了一份珍贵的师生之情。

三、危重患者我能救

克州人民医院心血管科是江苏省人民医院"院包科"科室，2017年江苏选派王俊宏和徐少华两位援疆专家，指导克州人民医院开展相关工作。组团援疆专家通过"师带徒"开展传帮带教，将技术留在克州，为克州留下一支带不走的心脏疾病治疗队伍。

2017年9月10日，在援疆专家王俊宏和徐少华主任的远程指导下，他们的徒弟——克州人民医院心血管科的陈林和库尔班副主任，独立为从乌恰县人民医院转来的急性心肌梗死患者成功实施了急诊PCI术。还原抢救过程，更能体现师带徒的丰硕成果。

2017年9月9日23时许，正在值班的克州人民医院心血管一科陈林副主任接到在外出差的科主任陈吉林的电话："乌恰县人民医院有一位可疑急性心肌梗死患者正准备转入本院，你们做好术前准备，开通绿色通道，直接进入介入室进行急诊PCI术。"而患者的心电图及临床资料则同步在刚刚建立的克州心血管病交流群里上传。援疆专家王俊宏、徐少华主任和陈吉林主任通过网络平台看过患者资料后认为患者急性心肌梗死诊断明确，急需进行介入手术治疗打通闭塞血管。

9月10日0时33分病人已到达克州人民医院。此患者为男性，79岁，胸痛2小时，血钾2.84umol/L，血红蛋白90g/L，有腹泻。初步判断手术存在感染、出血、休克、恶性心律失常、猝死等较大的风险。但是面对患者的病痛和远道而来的求医之心，陈林副主任果断决定立即实施急诊PCI术，并邀请心血管二科库尔班副主任协助手术，同时做好一切抢救准备。果然，患者术中出现再灌注心律失常、无复流等并发症，这时援疆专家平时的耐心指导派上了用场：硝普钠改善微血管供血治疗慢血流、胺碘酮抗心律失常……经过1个多小时的手术，终于成功为患者植入一枚支架，患者疼痛缓解，生命体征平稳，转入心血管一科继续观察治疗。患者对此次治疗效果非常满意。该病患为乌恰县人民医院第一例转入克州人民医院的急性心肌梗死患者，也是克州心血管疾病交流群成立后的第一位受益患者，手术的成功为克州地区心血管疾病诊疗水平的提高和交流合作奠定了良好的基础。

抢救急性心肌梗死患者，就是跟时间赛跑，时间就是生命！因此越早打通堵塞的冠状动脉，越早恢复血流灌注，就越能大幅度改善患者预后。以前，受到医院医疗条件及技术水平的限制，乌恰县医院的急性心肌梗死患者都是转运到喀什市进行治疗，王俊宏、徐少华主任来到克州后，为了提高克州心血管诊疗水平，于2017年9月成功举办了"克州基层心血管病诊疗进展学习班"，并借助新媒体成立了"克州心血管疾病交流群"，目的是凝聚克州医师的智慧，群策群力，诊治疑难危重患者，提高整个克州的心血管疾病诊疗水平，为广大患者提供医疗保障。

援疆医疗专家为克州人民医院培养了一支技术过硬的介入团队，特别是在王俊宏、徐少华主任的"师带徒""传、帮、带"下，在陈吉林主任带领下，克州人民医院心血管科陈林、库尔班、许天宝、童成辉、赵景贺等医师取得了医疗技术上的巨大进步。本土人才的脱颖而出，促进了克州医疗卫生事业的跨越式发展，为患者享受优质的医疗服务提供了可靠的保障。

四、"医、教、研、管"我都行

克州人民医院肿瘤科起步较晚，各方面工作均急需拓展和规范。在援助单位、前方指挥部和医院的大力支持下，援疆专家化信任为动力，用心创新援助模式，用情培养本地人才队伍。从规范病历书写开始，建立健全科室18项医疗核心制度，规范肿瘤诊疗程序。为弥补当地医生规范诊疗水平偏低的不足，专家组还特意在科室建了个图书角，除从南京带来的专业书，还另外购置了肿瘤规范治疗参考书籍，打印了肿瘤最新治疗进展材料，以供大家随时查阅。

针对科室收治的患者中晚期癌症患者偏多、癌痛治疗不规范的现状，援疆专家倾注大量的时间和精力，以申请创建自治区癌痛规范治疗病房为契机，花费一年多时间，进行了30多场癌痛规范治疗培训。组织相关医生前往喀什参加"自治区癌痛规范培训班"学习，全部考核合格。通过边创建边改进，不断提高诊疗质量，促使诊疗规范。从以前一晚给病人打五六次止痛针到后来的三阶梯规范止痛用药，当地医生的癌痛规范治疗水平得到了极大提高，而癌症患者的生活质量也得到了更好的保障，科室还被吸纳为新疆维吾尔自治区人民医院癌痛规范化诊疗专科联盟成员。

按照既定的计划，援疆专家坚持完成了两期80多场专业知识讲座，江苏省肿瘤医院专家开展送学克州、教学查房、病例讨论、手术带教等活动15次，开展应用新技术20多项。随着诊疗技术的提高，南疆实力最强的喀什地区第一医院也请科室的克州本地医生去会诊，到克州医院就诊的患者逐渐增多起来。医院遇到比较棘手的疑难病例时，援疆专家积极联系后方，派来支援力量。

在努力提高当地诊疗水平的同时，援疆专家还对结对徒弟进行科研训练，更多的是着眼于培养他们的科研思维和科研能力。托力干是当地柯尔克孜族医生，他成功申报了克州科技局课题。通过调查克州地区近5年来的恶性肿瘤构成比，了解了当地肿瘤的发病谱系。此外，当地的柯尔克孜族也有自己的民族医药，援疆专家也对西医治疗与民族医药结合抗肿瘤治疗方面进行了探索

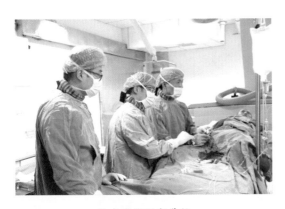

临床课题研究带教

性研究。妇科肿瘤在克州地区高发，但州医院目前还没有妇科放疗的医生，研究生卡比努尔学的是妇科肿瘤专业，援疆专家鼓励卡比努尔主动收集这方面患者的资料进行临床研究，并在有妇科肿瘤病例的时候，主动对她进行诊疗指导。

援疆专家紧紧围绕"新疆社会稳定和长治久安"总目标，不忘初心，牢记使命，尽心尽职，真情援疆。经过3年多的精心扶持，肿瘤科这棵"小白杨"已茁壮成长。克州人民医院肿瘤科医疗、科研、教学、管理水平得到明显提升。科室收治病人数、新技术开展率、住院病人转诊率呈"两升一降"态势，克州当地各族群众在家门口就享受到了和江苏一样的医疗服务。

五、外地患者我会诊

在"组团式"医疗援疆之前，克州人民医院在心血管介入技术上基本处于一片空白。

援疆专家到克州人民医院心血管二科以后，与科室年轻医生许天宝结对师带徒，手把手带教，倾囊授技。

2018年7月，许天宝被选送到江苏省人民医院学习先天性心脏病介入术。2018年11月，进修回来的许天宝已经能独立为两名南疆地区的先心病患者实施介入封堵术。在3个批次心血管科援疆专家的持续帮扶下，这个从业8年从没独立做过一台手术的心血管主治医师，终于实现了零的突破。

"现在喀什医院都会请我过去会诊，我还去过伊犁、石河子等多家医院。"许天宝自豪地说。近一年来，他已独立开展了300多台心内科介入手术，涉及技术含量很高的20多种手术类型。在师傅王俊宏的指导下，许天宝还成为全院首个在SCI期刊上发表学术论文的医生。

援疆医疗专家手把手带教徒弟，毫无保留地倾囊相授，使克州人民医院心血管科的整体诊治水平快速提高。以冠脉介入手术为例，手术量显著提升，冠脉病人的转诊比例也由之前的30%下降为2019年的不到2%。

心血管科自"组团式"援疆专家入院以来共开展了22项新技术、新项目，让更多患者享受到优质的医疗服务。

第五章
实施"润心计划"

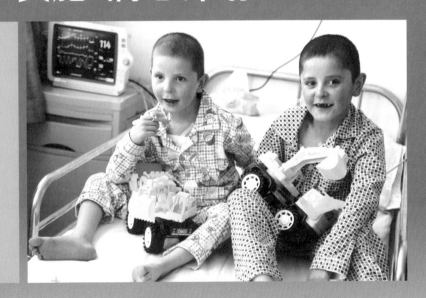
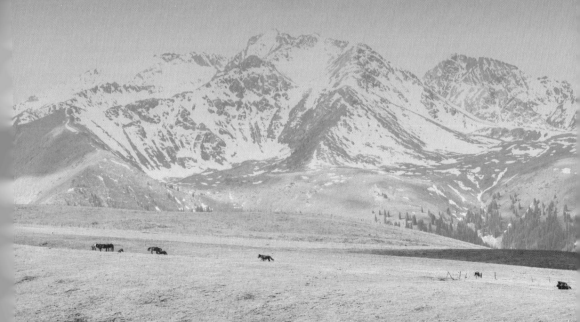

第一节
项目背景

一、克州心脏病发病率高

克州居民以农牧业为主，由于长期生活在高海拔地区，生活环境恶劣，低压、低氧、气候干燥寒冷、风速大、太阳辐射和紫外线照射量大。人如果长期处在这种缺氧环境中，心肺都会受到影响，心脏负担增加、负荷重。

肉类在新疆饮食中的占比较大，如羊肉始终占据新疆人民日常饮食份额的55%，远远高于蔬菜水果类的比重。饮食习惯加上当地地理环境和生活方式等因素的影响，克州先天性心脏病和心脏病相对高发，在筛查中发现小孩患有先天性心脏病的比例也较高。阿克陶木吉乡一个村总人口数为4600人，在心脏病筛查中，发现该村接受检查的300名学生、200名成人中，患有先天性心脏病的有9人（5人已经手术，4人等待手术）；塔尔乡一个家庭兄弟俩均患有先心病。根据近3年的统计，克州人民医院心脏超声科登记在册的心脏病人数：2017年是117人，其中18岁以下38人，18岁以上79人；2018年是342人，其中18岁以下124人，18岁以上218人；2019年1月至9月登记到的心脏病人数是362人，其中18岁以下132人，18岁以上230人。在这821例病人中，有120人是复诊病人，其他的全是新增病例。

二、克州心脏病手术零起点

心脏手术是较为复杂的外科手术，一台手术涉及麻醉、体外循环、重症监护、超声诊断等十几个部门。在2016年以前，成立了十几年的克州人民医院心胸外科没有做过一台心脏手术。当地居民只能去上海、北京和乌鲁木齐等地治疗心脏病，大量病人因病致贫、因病返贫，有的病人干脆放弃治疗，失去生命。

三、"润心计划"——江苏援疆重点项目

如何能在当地开展复杂心脏病手术，切实解决患者看病难的问题？如何能够为当地培养一支高技术、带不走的医疗队？这是江苏支援新疆克州前线指挥部总指挥和江苏"组团式"医疗援疆专家们不断思考和探索的问题。

经过无数次的探讨和沟通，江苏"组团式"医疗人才援疆队在克州当地推出惠民项目"润心计划"，专为克州心脏病人实施手术。"润心计划"由江苏援克前指提供资金保障，江苏组团援疆医疗队统筹规划，江苏省人民医院、苏州大学附属第一医院、克州人民医院和援疆专家团队具体实施。

"润心计划"的目标是通过3~5年时间重点为克州中小学生进行免费先心病筛查，每年组织实施6~8期"润心计划"，为50~60位心脏病人进行手术。该计划以心脏手术技术为核心，通过做大、做精、做强心胸外科，有效带动了克州人民医院麻醉科、超声科、ICU及护理技术能力的大幅提升，以独特的专业优势、独特的核心技术、独特的医疗服务能力、独特的组织管理能力打造医院的核心竞争力，更好地为克州各族群众健康保驾护航。

江苏援克前指从健康扶贫促脱贫攻坚的战略高度出发，在江苏与克州共同制定的医疗人才"组团式"《援疆规划（2017—2027）》《援疆行动计划（2017—2019）》《2018年援疆工作要点》等重点规划项目中，均将"润心计划"列为核心内容，为其提供坚实的制度、人才、资金保障，并以"润心计划"为重要抓手，着力打造健康扶贫新高地。

2016年4月至2019年10月，江苏援疆医疗团队共在克州开展"润心计划"25期，实施手术211例，均全部获得成功。治愈的疾病有先天性心脏病、瓣膜病、冠心病、心律失常、漏斗胸等。

第二节

精心准备，锻造品牌

一、患者筛选和管理

1.患者筛查

克州土地面积7.09万平方公里，边防线近1200公里，人口只有62万。大多数农牧民长期居住在高海拔山区，以畜牧业为经济生活来源，一到冬天就随水搬迁，只有在夏天偶尔回到山下，但是他们离市、县医院所在地有好几百公里，就医极度不便。加之缺乏对自己身体健康的认识，认为只有病得起不来床才是大病，很多人以为时不时晕倒、跑步喘不上气、孩子长不高等症状都是正常的，不知道自己得了心脏病。

农牧民看病不方便，医疗队就送医上门；患者不知道有病，医疗队就主动为他们检查。为配合实施好"润心计划"，江苏援克前指先后启动实施了"江苏医疗大巴扎""春蕾行动"等下乡义诊和儿童先天性心脏病筛查活动，组织江苏援疆医生到边远乡村、边远牧区、边防哨所送医义诊45次，参加义诊医务人员达2000多人次，发放宣传材料10000余份，免费送药近10万元，为40000多名边疆少数民族同胞和祖国边防战士送去关爱和健康。

"江苏医疗大巴扎"义诊活动是以江苏援助克州人民医院医疗队为主体单位牵头实施的，深圳援喀什、无锡援阿合奇、常州援乌恰及昆山援阿图什4家援疆医疗人才配合执行。活动内容包括：宣传普及健康知识，提高群众自我保健意识，方便群众就医；做好常见病诊疗和健康教育，积极开展为农村送医、送药、巡回义诊活动；发挥江苏援疆专家的传帮带作用，指导和帮助基层临床医生分析、解决临床诊疗工作中的疑难问题，提高基层医疗卫生服务能力；深入开展民族团结一家亲活动。

"春蕾行动"是与"润心计划"配套的另一个项目，结合"江苏医疗大巴扎"活动，以克州人民医院和援疆专家、心胸内外科及心脏彩超等科室为核心组成一线义诊团队，到幼儿园和中小学校对儿童进行全方位筛查，及时发现先天性心脏疾病，及时登记在册，纳入"润心计划"，统筹安排手术。

2.患者管理

不管是通过来医院就诊，还是通过筛查而确诊的心脏病患者，均由心胸外科统一登记详细信息，再由医务部组织心胸外科、心内科、超声科、江苏"润心计划"专家共同会诊，确定具体的治疗方案。再根据病情严重程度、确诊时间、心脏病类型、患者年龄、围手术条件等综合因素有计划、有组织地统筹安排治疗。每期"润心计划"安排8~10例病人。由于克州人民医院以往没有心脏病治疗技术和经验，"润心计划"刚开始实施的时候，病人往往不信任，不愿意到医院治疗。第一例"润心"病人多来

提·卡热患有严重的心脏瓣膜病，需要手术，但就是不愿意到克州人民医院住院治疗。经过当地医生的反复沟通，患者了解到是江苏著名专家亲自手术，才勉强答应接受"润心计划"手术，最终获得了非常

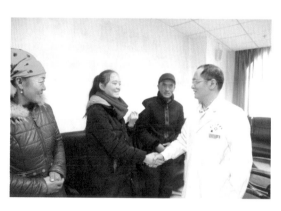

引进公益基金救助贫困润心患者

满意的效果。后来，一个个病人的成功治愈，让当地的居民越来越信任"润心计划"。"润心计划"患者涵盖了维吾尔族、柯尔克孜族、塔吉克族、汉族等各民族同胞，从开始要求病人住院到现在病人需要排队等待手术，截至 2019 年 9 月，有 100 余名病人在等待手术。

3. 为患者建档

为所有"润心计划"手术的患者建立健康档案，包括：患者的基本情况、病情、手术方法、使用心脏耗材、补片、应注意事项、术后医嘱、复查时间、需关注的并发症、需定期检查的项目等。对参加"润心计划"的患者建立专项随访制度，根据情况进行每个月、半年、1 年的随访安排，及时叮嘱、告知患者术后注意事项，了解患者术后身体情况，以更有利于病人的安全康复。

二、手术团队

"润心计划"手术团队以江苏"组团式"医疗援疆的 8 家医院为总依托，由南京医科大学第一附属医院（江苏省人民医院）、苏州大学附属第一医院、克州人民医院的相关专家共同组建而成，涵盖科室有心脏大血管外科、心内科、手术麻醉科、重症监护病房、心脏超声科、胸外科。克州人民医院成立"润心计划"领导小组、工作小组、专家小组，由援疆专家担任的常务副院长负责统筹安排，协调、调度全院各相关科室配合和组织实施手术。为了培养一支带不走的手术团队，克州人民医院特地选派政治素质好、技术水平高、有培养潜力的当地医疗人员加入"润心计划"团队，江苏专家以"师带徒"的方式，手把手带教，点对点帮扶。经过实战练兵，重点培养，当地"润心计划"医生的培养取得了非常好的效果。

三、手术管理

"润心计划"初期，克州人民医院心胸外科、心内科、麻醉科技术力量薄弱，各科室之间缺乏配合，手术器材缺少，耗材匮乏，手术室温度不符合要求，氧气压力不足，体外循环设备不能运转……面对这种种困难和问题，"润心计划"领导小组和工作小组，围绕手术的每一个环节，紧抓管理，确保手术顺利进行。

（一）患者的选择和评估

通过来院就诊、义诊筛查等途径确诊的患者，心胸外科采取援疆专家、心内科、心脏超声等多学科会诊的方式，共同确定需要手术的患者，初步确定手术方式和手术的时间。患者完成心超、心电图、心肺功能等相关检查后，结合患者的年龄和心脏疾病的类型，请当期的江苏"润心计划"专家远程会诊，明确手术适应证，排除手术禁忌证。专家到达克州后，第一时间查看患者，再次详细进行病情评估和沟通。

（二）医患沟通

与已确定手术的患者和家属进行术前谈话，由医患沟通办牵头，手术科室的科主任和手术专家参与，向病人及家属详细介绍患者的病情、需要实施的手术方法、可能的并发症（尤其是严重并发症）、大致的医疗费用、输血及生物瓣膜使用情况、参与的手术专家、术后注意事项、需要家属密切配合的事项等，充分做好病人、家属的心理沟通，既要让他们了解病情和手术相关情况，又要鼓励他们建立战胜疾病的信心。沟通中，注意尊重少数民族同胞的语言习惯和宗教信仰。安排与患者同民族的医务人员担任翻译与患者沟通；选用合适的材料，如人工瓣膜或补片均采用生物牛瓣膜或者机械瓣膜，避免产生不良后果；告知医疗费用由医保、大病保险、江苏援疆资金等作为保障，患者不需要承担任何费用，解除患者和家属的后顾之忧。

（三）统筹协调

每一期"润心计划"实施前，由医院常务副院长（由援疆专家担任）牵头，分管医疗、护理、后勤的3位副院长参加，医院召开多部门、多学科协调会议，统筹布置手术工作，参加的有医务科、护理部、心胸外科、心内科、麻醉科、手术室、重症监护室、输血科、设备科、总务科、儿科、新生儿科、党办、院办、宣传科等部门。"润心计划"实施初期，各部门及科室都没有经验，不知道需要准备哪些事项，不知道需要如何配合，分工也不明确，所以第一次协调会议召开了近3个小时。第一次会议后，仍然有很多问题没解决，又连续召开了3次会议，才协调解决好存在的问题。协调会的具体内容包括3个方面：一是患者情况。由手术科室汇报患者的基本情况（疾病、年龄、性别、术前检查、血型等）、手术安排（时间、顺序、手术医生、手术方案、麻醉方法等）、医患沟通详情、存在的困难、患者的心理状态和家庭背景，落实床位医生负责制。二是手术保障。由总务科、采供中心、设备科汇报水电气、手术器械、耗材、监护设备等准备情况。心脏手术是新开展的技术，医院缺少必要的医疗器械和耗材，采供中心一方面通过临时采购或向内地医院借用解决临时急需，一方面制订长期采购计划，以达到能够满足心脏手术的长期需要。要求各部门注重细节，做好应急备案。2017年3月，在进行"润心计划"的手术过程中，手术室突然停电了，室内漆黑一片，呼吸机备用电源只能维持数分钟，情况危急。但协调会上充分预估到有突发停电的可能，提前安排自发电人员在发电机旁值班，及时切换了自发电，避免了重大事故发生。还有一次，手术中中心氧气压力突然下降，不能满足体外循环的要求，病人的氧分压急剧下降，情况危急。由于术前备有瓶装氧气，解决了突发问题。这些情况在"润心计划"开展初期是经常发生的，也暴露出医院后勤保障和管理上的不足，通过"润心计划"的实施，以心脏手术作为一个抓手，有效改进了管理上的不足，完善了后勤保障机制，密切了各科室的相互配合程度。三是手术实施。手术是"润心计划"的核心，一切保障都是为了手术的成功实施。患者接入手术室后，手术室首先必须对患者进行严格查对。专家容易混淆少数民族患者的名字，也不易分清患者的面貌，因此，严格执行手术患者查对制度显得尤为重要。医院感染管理科负责人亲自到手术室，进行院感监控。手术人员既要重视手术中的传帮带，也要重视手术效果和安全。

（四）围手术期管理

1.术前管理

先心病容易引起肺部感染、营养不良，需要控制肺部感染，纠正营养不良，减少术后并发症的发生。

2.术后管理

心脏手术复杂，创伤大，术后容易引起并发症，且变化快。为了能够密切观察病情，患者术后均被送到重症监护病房。根据手术方式的不同，重点观察是否出现呼吸功能不全、术后低心排综合征、心律失常、肝肾功能的损伤、出血等并发症，以便发现问题及时处理。多例患者出现的异常症状由于被及时观察到，得到了及时处理，从而挽救了患者的生命。16岁的热孜曼古丽术后第三天，突然出现心脏骤停，值班人员立即进行心肺复苏，并通知"润心计划"专家组织抢救，经过90分钟的心肺复苏和体外循环，病人成功获救，而且没有出现心脑功能后遗症。

3.出院后管理

患者病情平稳后转出重症监护病房进入普通病房，完全康复后准予出院。床位主管医生给每一个出院患者制订个性化的随访计划，交代注意事项、服用的药物、饮食，告知定期复诊时间、医护人员电话。

四、人才培养

打造一支带不走的医疗队是"润心计划"和"组团式"医疗援疆的最终目标。选拔政治素质高、技术水平高、有培养前途的人员进行重点培养，通过派到江苏后方医院进修、援疆专家"师带徒"、首席专家"手把手"带教、手术台上"点对点"实战练习等多种渠道进行传帮带，培养当地人才。3年来，克州人民医院有60余名医护人员参与进修学习。心胸外科医生卡德尔江、于长辉，护士长史云，心内科许天宝，麻醉手术科李翰东、安旭，超声科阿依努尔等分别被派到江苏省人民医院和苏州大学附属第一医院进修3~6个月。后方医院对克州来院进修人员特别关照，给予很多的指导和操作机会，进修人员进步非常快。援疆的老师通过专题讲座、教学查房、手术示教，使徒弟从理论知识到实践经验都有很大提升，徒弟能在老师的指导下，独立开展手术，"传、帮、带"成效非常显著。

五、资金保障

"润心计划"是江苏援疆克州前线指挥部重点打造的医疗惠民项目，不仅在病人筛查、专家邀请、手术安排等方面进行统筹安排，更是对活动所需要的资金给予全力保障。指挥部每年给克州人民医院提供不低于1300万元的资金支持，其中800万元用于医疗设备的添置或者医院基础建设，多个"润心计划"设备和器材就是用该项资金购置的；其余500万元用于医疗惠民活动，其中每年用于"润心计划"的资金大约250万元，包括"春蕾行动"先心病筛查、专家交通食宿费、患者住院费自费部分补贴等。为支持"润心计划"，指挥部还特别设立"1+X石榴计划"，每年再提供30多万元的资金扶持。

克州的医疗保障政策非常优越，85%~95%的住院费用都可以经医保支付，大病保险和商业保险再作为补充报销，但还有输血、耗材等自费项目的费用不能报销。"润心计划"开展后，前几期的患者需要自己支付最多不超过5000元的自费费用。从2017年8月起，援疆指挥部加大了支持力度，实行费用兜底保障，经医保结算后剩下的自付费用全部由指挥部支付，患者自己不需要花一分钱。个别病情特别严重的患者，当地实在没有条件手术，或者手术风险特别大，患者强烈要求到南京或苏州手术的，医院积极联系后方医院，把医保关系转到后方医院，自费费用同样给予一定比例报销，确保患者家庭不会因病致贫。

"润心计划"还引入社会救助资金"金螳螂——生命之光爱心救助基金"，用于重病贫困患者的治疗救助，已经救助克州贫困患儿32名，资助资金18万多元。

六、宣传推广

"润心计划"是一项惠及各族老百姓的项目，更是组团援疆医疗的重点项目，要让更多少数民族同胞了解这个项目，加大宣传推广是非常重要的。医院宣传科从每一期"润心计划"的筹备阶段就积极参与，从术前协调、专家团队、病人术前管理、术前检查、术中手术各科室配合、病人术后恢复情况等多方面紧密配合、跟踪细节、全面报道。"润心计划"实施了25期，宣传科就报道了25期。

专家团队从抵达克州起，就为患者进行术前检查，再次确定手术方案，术中各部门协调配合，全力为患者的生命健康保驾护航。在此过程中，传帮带更是接地气，让心脏病治疗技术在手术的实施过程中落地，为克州培养当地的心脏病医疗团队，更带动了多个学科的协同发展；术后，患者的恢复也是一个重要环节，围手术期护理、紧急情况处理等时时牵动着医护人员的心。大医精诚，医者仁心，让患者康复出院是每个医生的职责和希望。"润心计划"的患者更是感恩、感激，对他们来说这是重生！每当患者出院之际，病房里经常出现温馨的一幕：患者和家属与医护人员紧紧拥抱在一起，感谢专家们救了他们的命。结对认亲、持续关怀，是江苏援疆专家的延伸服务，也是助力"民族团结一家亲"的实际行动。三年来，"润心计划"成功实施25期，成功救助了211位心脏病患者。这其中凝聚了患者和家属的信任，凝聚了医护人员的心血，凝聚了江苏后方援疆力量的支持。"润心计划"实施的所有环节和其中的感人故事都是宣传的新闻眼和宣传点，克州人民医院宣传科做了大量的宣传报道工作。据统计，克州人民医院宣传部门在国家网络媒体、期刊上发表文章19篇，在新疆维吾尔自治区报纸、网络平台上发表文章32篇，在医院微信平台发表文章98篇。

通过宣传渠道将每期"润心计划"的实施情况和患者的恢复情况及时反馈给家属、江苏援疆后方和各族人民群众，让社会各界关注、支持"润心计划"的人安心，并且有越来越多的人开始关注"润心计划"，越来越多的患者慕名前来求医。宣传、推广"润心计划"助力克州人民医院在克州甚至在新疆打造出了心脏病治疗的品牌，更谱写了一曲江苏援助新疆、援助克州的民族团结赞歌。

第三节

成效显著

一、促进人才成长，从"输血"变成"造血"

打造一支带不走的医疗队是"润心计划"和"组团式"医疗援疆的最终目标，"润心计划"的实施促进了对当地人才的培养，让"输血"真正转变为"造血"。

2019年9月，国家卫生健康委在北京召开医疗援疆工作新闻发布会，对江苏省"组团式"医疗援疆三年来的工作给予了高度认可。发布会上，江苏医疗队队长丁强特别介绍说："我们强化'造血功能'，重点培养当地人才。援疆专家根据当地的情况，建立了'一对一'的跟学对子，采取团队带团队，专家带骨干，实现了援疆从'输血'到'造血'的过程转变。"

多种渠道的"师带徒""传帮带"，大大促进了人才成长。克州人民医院心胸外科副主任卡德尔江·木沙是"润心计划"落实人才帮扶措施的受益者，在"润心计划"团队专家手把手地指导下，从医18年从未做过一台心脏手术的他主刀完成了16台心脏病手术。2019年9月10日，在没有后方专家在场指导的情况下，卡德尔江·木沙独立完成了两例先天性心脏病房间隔缺损封堵手术，手术非常成功。他介绍道："这次手术采取的是外科封堵的方式，相比传统的开胸手术，外科封堵手术创伤小，刀口仅有1.5~2.0厘米，不损伤周围血管，手术时间短，患者术后恢复也很快。而且，一旦封堵手术失败还可以立即用常规体外循环下的开胸手术进行及时补救。"卡德尔江还介绍说："当然，由于不再是开胸的心脏直视手术，我们在患者身体表面看不见血管，更看不见心脏的缺损处。那么，要成功开展这样一台手术，我们就必须要和经验丰富的超声医生进行高度配合才可以完成。打一个比方，手术室就好比一辆面对多个岔路口的越野车，我们心脏外科医生是司机，那么超声科的医生就是我们的导航"。这次手术的成功，标志着治疗心脏病的手术技能真正在克州落地，为后续的发展奠定了良好的基础。

"润心计划"的开展，不仅仅培养了心胸外科人才，心内科、心脏超声、重症监护、麻醉等科室也成长了一批人才。心内科许天宝医生的成长完全得益于江苏"组团式"医疗援疆"院包科""师带徒"的培养，"润心计划"让他从旁观者到参与者再到主导者。2017年许天宝被派往南京医科大学第一附属医院进修先心病微创封堵技术，接受孔祥清教授的亲自指导，并得到许多实践操作的机会，进步非常快。工作仅仅8年的年轻医生，已经能将心脏冠脉技术做到最高水平，能够独立完成各类先心病的介入封堵、起搏器安装等较高难度的手术。2018年10月，许天宝应邀参加了中国第二十九届长城心脏病学会议。这是一场心血管领域的学术盛典，汇聚了国内外"大咖"，分享国际研究最新成果，探讨心血管介入最新进展，还进行了精彩病例分享竞赛。许天宝参加了大

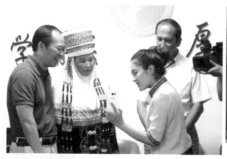

玛纳斯传唱艺人多来提·卡热再次高唱玛纳斯感谢救命恩人

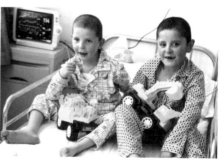

术后恢复期的"润心计划"患儿

会"琅琊榜"冠脉介入病例演讲大赛，通过汇报"两例逆向导丝技术开通右冠CTO"获得三等奖。克州人民医院作为国家深度贫困地区的三甲医院，能够和北京、广州等发达地区医院同台竞技并能获奖，在以前是不可想象的。克州人民医院心内科已经发展成为南疆乃至新疆地区的重点科室，心脏介入手术数量从2013年的300余台增加到2018年的1800多台，技术难度也实现了质的飞跃。

二、提升医疗质量，以点带面跨越发展

克州人民医院按照现代医院标准，以组织实施"润心计划"为契机，积极引入"以病人为中心"的管理理念，建立健全医院管理、医疗核心制度、风险管理、绩效管理等方面的规章制度150多项；进一步完善工作标准，优化工作流程，规范执业行为，提升医疗质量安全和精细化管理水平。在实施"润心计划"过程中，落实降低药品耗材费用、取消药品加成、深化医保支付方式、规范药品使用和医疗行为等改革措施，药费占比降到26%左右，百元医疗收入中消耗的卫生材料降到20元以下。

医疗质量和安全是医院管理的生命线。"润心计划"从第一期开始，以开展心脏手术为切入点，认真落实18项医疗核心制度，以点带面提升医疗技术，提高医疗质量，促进医疗安全。"润心计划"实施的全过程就是医疗核心制度落实的全过程。患者经过确诊，由心胸外科负责登记在册，统一管理，统筹安排患者手术，是首诊负责制的具体落实。手术之前的协调会是多部门合作推动医院管理的重要举措，是执行全院性多学科会诊制度、疑难病例讨论制度、术前讨论制度的重要步骤。事实证明，"润心计划"手术之前的协调会议，能够很好地解决水电气、手术耗材、器械等后勤保障问题，有效落实各科室需要协调配合的工作，讨论手术准备情况、手术指征、手术方案、麻醉方法、术中可能出现的风险及防范措施、术后注意事项及护理要求。每次协调会都会周到细致地布置每一步工作，大到手术方案，小到一个电源插头，从患者沟通到术后的转运，无一不涉及，无一不安排，每个科室都在一次次的实战练兵中得到了成长。科室也加强了管理，要求科室员工从严肃晨会制度、交接班制度、落实三级查房制

度、术前讨论制度做起。加强年轻医师的技能培训和临床思路培养，重点做好医疗核心制度和病历书写规范管理，并重视开展科研工作。经过努力，科室变化成绩喜人，年轻医师积极上进，科室良好的学术氛围已初步形成。

心胸外科普胸手术起步晚，业务开展少，"组团式"援疆尽量使普胸患者在家门口就能得到救治，专家们将技术传授给本地医师，保证大病小病都能治，大病不出州。"润心计划"的开展，救治了很多先心病患者，科室的技术水平也得到了提升。科室以心脏手术的开展为重点，培养本地医师，提升技术水平。

江苏"组团式"医疗援疆"院包科""传帮带""润心计划"的实施，不但使当地心胸外科医生崭露头角，增长了业务水平，提升了技术力量，而且培养带动了一批相关科室医务人员整体素质的提高，对提高克州心胸外科的整体医疗水平起到了推动作用。我们有理由相信，在援疆力量的支持下，随着人才的培养、技术的进步，在不久的将来，克州人民医院一定能建成南疆领先的心脏病救治中心，克州心脏病患者一定能在本地得到更好的治疗。

三、加强民族团结，助力精准脱贫攻坚

"润心计划"凝聚着江苏、克州两地的深情厚谊，以

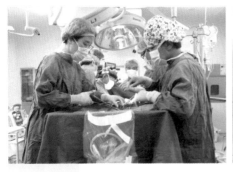 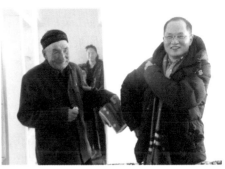

"润心计划"手术进行时　　　　援疆干部看望"润心计划"救治的患者

爱为词，以情为曲，以心润心，唱响了一曲曲感人肺腑的民族团结之歌。

江苏援克前指根据"民族团结一家亲"有关要求和群众实际需要，不断加强"润心计划"的深度、宽度和温度。从起初的心脏外科手术、心脏内科手术，逐步拓展到漏斗胸手术、纵膈手术、肺部手术，让当地老百姓足不出州，在家门口就能接受到国内顶级专家的手术治疗，还可以享受援疆资金、援疆健康扶贫爱心基金的资助，减轻了经济压力，经济困难的患者更是真正得到了实惠。

2016年"润心计划"项目刚实施时方案不太完善，实施了两期"润心计划"后，发现患者自付手术费用还是很高，克州的贫困农牧民依然承担不起，因此援疆团队引进了援疆资金及援疆健康扶贫爱心基金来补充、降低患者自付费用。并且通过加大"润心计划"项目的宣传力度，吸引更多的援疆资金，达到了健康扶贫的目的。

2016—2019年，"润心计划"患者平均自付费用越来越低，从最初平均自付费用2.8万余元到后来先天性心脏病患者的免费医治，大大减少了患者"因病致贫，因病返贫"现象。

2017年3月，第五期"润心计划"圆满完成，患者即将出院。医院党委艾斯卡尔书记，援疆医疗队队长丁强院长、刘济生常务副院长、陈彦副院长前来送别病人。看着一个个病人依依不舍的神情，听着一位位医护人员对病人的暖心叮嘱，丁院长立刻决定让全体援疆专家和"润心"病人结为亲戚，不仅要治好了他们的病，更要关心他们的命。得知医院这一创举，克州州委副书记、江苏前方指挥部总指挥关永健给予高度评价，他动情地说："民族团结是各族人民的生命线，作为援疆干部，我们要像爱护我们的眼睛一样维护民族团结，我们要像石榴籽一样紧紧地拥抱在一起。医疗人才'组团式'援疆从过去的零星选派、单兵作战，转变为组团选派、集体作战、'造血'与'输血'并重，对推进健康新疆建设和改善民生、凝聚民心、促进民族团结具有重要意义，让各族群众在家门口就能享受和内地一样的就医条件。此次结对认亲，让20位援疆专家在克州多了一份念想和牵挂，也让20个润心家庭在江苏多了一个亲戚，这种情谊比金子还珍贵。我们深入地与新疆各族群众走动互动起来，推动'民族团结一家亲'活动向更大范围、更深层次拓展延伸，努力把民族团结的种子植入各族干部群众的心田，让各族同胞切实感受到党和政府的关怀与温暖，努力把对口援疆工作打造成民族团结工程"。

至今，已回到江苏的援疆专家还与远在新疆克州的病愈"亲戚"有着密切的联系，时不时在朋友圈里发着与新疆亲戚的互动消息。

"虽然已经回江苏了，但和我的'亲戚'还经常联系，每次都很激动。"已返回南京的江苏省中西医结合医院的援疆专家武科选说。在援疆期间，他多了个"儿子"——4岁的患儿买热木别克。

2017年3月，买热木别克被检查出患有先天性心脏病，武科选为他协调申请进入"润心计划"项目，免费做了手术；还认他为义子，送了学习用具和一整套玩具火车给他做生日礼物；买热木别克的爸爸不慎受伤，武科选自掏腰包为他检查、开药、治疗。

后来，武科选受邀去买热木别克家做客，这一家人特地宰了一只羊，临别时送他一顶白毡帽。买热木别克的爸爸说："这是我们最尊贵的礼物，送给我的亲人。"

在2019年的古尔邦节来临之际，小买热木别克通过微信视频向武科选发出邀请：武爸爸，你和家人过来新疆吗？爸爸说宰只羊等你们来做客。视频中的小买热木别克洋溢着天真的笑容，已经看不出治愈前的憔悴、瘦弱。

江苏省援疆专家与"润心计划"患者开展的结对认亲，加深了克州各族群众对内地的了解，增进了各族群众的感情交流，让克州各族群众感受到了党中央的关爱，感受到了江苏省的真心援助，感受到江苏人民的深情厚谊，感受到了祖国大家庭的温暖。援疆专家和"润心计划"患者家庭常联系、常走动，在了解患者病情的同时，也切实帮助了患者家庭。3 年时间里，江苏援疆团队有效地组织开展了"民族团结一家亲"活动，落实扶贫攻坚任务，解决群众生产生活中的实际困难，自觉融入各族群众"共居、共学、共事、共乐"的环境中去，援疆医疗队的专家们更是与各族患者结下了深厚的亲情。

四、推动国际合作，形成"一带一路"医疗联盟

克孜勒苏柯尔克孜自治州与吉尔吉斯共和国相邻，两国之间有着深厚的友谊，在医药卫生领域有丰富的交流经验。柯尔克孜民族与吉尔吉斯文化同源、山水相依，在民族、文化、语言等方面相通。

2013 年，国家主席习近平提出建设"丝绸之路经济带"倡议，在卫生领域重点开展中医民族医药推广和健康产业合作。2019 年 6 月 12~14 日，习近平主席对吉尔吉斯共和国进行国事访问，并出席上海合作组织成员国元首理事会第十九次会议，进一步深化全面战略伙伴关系，从而进一步明确了"一带一路"倡议与吉尔吉斯共和国 2018—2040 年国家发展战略进行对接，在对接中挖掘潜力。

在援疆工作开展以来，克州人民医院紧抓"一带一路"机遇，展开与吉尔吉斯共和国的合作。2017 年 6 月 21 日，吉尔吉斯斯坦贾拉拉巴德州医院到克州人民医院考察交流，并签订合作意向书。医院以"成立中吉医疗联合体"为抓手，在此框架下开展远程会诊、人才培养、医药研究和技术交流等一系列合作项目；多次邀请吉尔吉斯斯坦领导人来医院参观、交流，推进实现优势互补、合作共赢的终极目标。

为了响应"一带一路"国际合作的对外开放倡议，重点推进健康中国战略的实施，为人民群众提供全周期健康服务，江苏省"组团式"医疗援助克州人民医院，联合省属 8 家医院积极推进中吉国际医联体建设，并已同吉尔吉斯共和国 8 家医院（国立心血管病中心医院、国立肿瘤中心医院、纳伦州医院、奥什州立联合医院、奥什市医院、贾拉拉巴德州医学院、贾拉拉巴德州十月区医院、贾拉拉巴德州苏扎克区医院）达成初步合作意向，将中医民族医药资源利用、疑难重症和地方常见多发病诊治、医学教育、重大疾病防治等作为优先合作领域。

克州人民医院与吉尔吉斯共和国医疗机构开展了多项合作，如2018年7月成立了"中吉先天性心脏病诊治中心"，借助柯尔克孜民族医药研究院开展民族医药研发应用等。

2018年12月，克州人民医院借助江苏医疗援疆"润心计划"的开展，成功救治了两名吉尔吉斯共和国先天性心脏病患儿，为其免费进行了心脏病手术治疗，得到了患者的真挚感谢，书写了克州医疗卫生事业新篇章。这也是"组团式"医疗援疆推动"一带一路"医疗事业再上新台阶的又一有力举措，是"组团式"医疗援疆工作推进医疗健康事业发展、惠及"一带一路"沿线国家和人民的重大突破。

此外，为了深化"中吉医疗联合体项目"内涵，并进一步推动克州地区和吉尔吉斯共和国在卫生领域的交流合作，近期将由自治州党委和州政府领导带队，克州人民医院选派相关专业人员，与吉尔吉斯共和国卫生行政部门和医疗机构进行短期交流和互访，将就"中吉先天性心脏病的诊治和防控"与"柯尔克孜民族医药研究和资源利用"签署相关合作协议，推动克州"柯尔克孜民族医药研究院"和"润心计划先天性心脏病防治项目"的内涵建设和国际化发展。进一步扩大克州医疗卫生事业的国际影响力，提升克州地区与吉国在医药卫生领域的合作水平，为推进国家"一带一路"倡议贡献力量。

五、扩大社会影响，淬炼江苏援疆品牌

习近平同志说："没有全民健康，就没有全面小康。医疗卫生服务直接关系人民身体健康。要推动医疗卫生工作重心下移、医疗卫生资源下沉，推动城乡基本公共服务均等化，为群众提供安全有效方便价廉的公共卫生和基本医疗服务，真正解决好基层群众看病难、看病贵问题。"

一个个援疆项目，就是连接援受两地的一条条纽带，是克州百姓感受援疆工作的最直观载体。新一轮援疆工作启动以来，江苏省对口支援克州始终把保障和改善民生放在优先位置，以解决基层群众最直接、最现实、最紧迫的问题为重点，突出抓好与改善民生密切相关的各项工作。医疗是最直接最重要的民生项目之一，"组团式"医疗是江苏省对口援疆的品牌。

支援克州前方指挥部提出"1+X""组团式"援疆,"1"为先期到达克州人民医院的江苏省"组团式"医疗援疆专家,"X"为专家背后的团队和无数支持者、关怀者。"润心计划"就是"1+X""组团式"医疗援疆实施的重要项目。心脏手术涉及心脏大血管外科、小儿心脏外科、胸外科、重症监护科、麻醉科、体外循环、超声科、护理等专业和学科。江苏省委组织部、省卫生计生委2017年专门以文件的形式明确由江苏省人民医院、苏州大学附属第一医院、徐州医科大学附属医院分别承担克州人民医院与心脏手术紧密相关的心血管科、心胸外科、重症监护科的全面建设工作。为实现心脏手术科室全覆盖、手术过程全指导、手术人员全培训,2017年8月,江苏省卫生计生委与克州人民政府签订了医疗卫生对口帮扶协议,8家省属医院分别与克州人民医院9个临床科室实施"院包科"、结对子,各医院举全院之力支持结对科室建成自治区级重点专科,目标任务不完成,结对帮扶关系不解除,全力推动克州人民医院学科人才队伍建设上台阶、上水平、上层次。

江苏省"院包科"医院全面负责结对科室整体规划、学科建设、人才培养、医疗质量管理等工作,定期派出心脏大血管外科专家团队去克州开展"润心计划",培养当地专业人才。在江苏援克前指的大力支持下,克州人民医院选派相关科室60余人赴江苏进修学习。心胸外科、麻醉、监护、超声诊断等一批当地业务骨干在"润心计划"实施过程中迅速成长起来。这种以"院包科"方式带动当地医务人员快速成才的做法,得到国家卫计委的充分肯定,称"援疆专家来到这里既当医生也当先生,是值得推广的好做法、好经验"。

江苏支援克州前方指挥部副总指挥季辉一直亲自筹划和关注"润心计划",对其取得的成绩给予充分的肯定和鼓励。他说:"不断将江苏创新的成果在克州落地生根,进一步创新援疆模式,淬炼江苏援疆品牌,让克州的老百姓享受先进的医疗,过上幸福的生活,是全体江苏援疆干部人才努力的方向。"

第四节
感人故事

一、新闻联播：心系万里的生命救援

2018年10月，"润心计划"救助新疆维吾尔族姑娘凯丽·比努尔的故事在中央电视台新闻联播节目中播出，标题为："新疆：心系万里的生命救援"。

报道说：家住新疆阿图什市的维吾尔族姑娘凯丽·比努尔，因为持续高烧40℃伴昏迷，被送进了克州人民医院治疗。经会诊，她患急性心内膜炎，已经进入到呼吸衰竭、心衰、肾衰等多脏器功能衰竭的状态，死亡风险是非常高的。这让刚刚脱贫的凯丽一家人陷入了绝望，凯丽的父亲一度产生放弃治疗的念头。但此时，江苏援疆医生、克州人民医院ICU监护室主任晁亚丽为了抢救凯丽，在ICU监护室连着值守4天4夜，守在凯丽身边。华菲、武晓春、张云峰、张海峰等全体江苏援疆专家反复讨论治疗方案，经过半个月连续抢救，凯丽的病情有所好转。抢救到第15天的时候，凯丽的肾脏功能开始恢复，病人终于有滴尿了，代表她还有生的希望。那一刻，所有援疆专家特别激动。9月17日，医生突然发现，凯丽心脏内膜上的细菌赘生物有脱落迹象，随时可能会堵塞血管，这迫使医疗团队要做出新的选择。

"什么都不要想，只管救人。"江苏省人民医院党委副书记、克州人民医院院长丁强教授给出命令，"为了小凯丽的生命，我们要创造奇迹。"苏州大学附属第一医院副院长、克州人民医院常务副院长刘济生教授亲自负责组织实施手术工作。在随后的72小时内，江苏省对口支援新疆克州前方指挥部紧急调集江苏与克州人民医院的40多位专家，投入到了救治行动

中。苏州大学附属第一医院心脏大血管外科沈振亚教授带领"润心"团队紧急飞往克州人民医院,为凯丽实施手术。经过72小时和"死神"赛跑以及一个多月的抢救,最终凯丽的生命得救了。

"我要把这个好消息告诉所有亲人!感谢党的好政策,感谢江苏援疆医生从5000公里远的地方来救我的孩子!"凯丽的父亲库尔班江·沙吾提哽咽着说。

"我明年要参加新疆新一轮幼儿教师招考。"今年6月份已经获得教师资格证的凯丽因为病情不得不与梦想失之交臂,但现在凯丽重拾信心规划未来。

凯丽的母亲从护士口中得知江苏医生晁亚丽给孩子垫付医药费的事儿,眼里含着泪花说:"真不知道该怎么感谢她。"

"凯丽是我们江苏组团医疗援疆实施'润心计划'两年多来的第121位受益者。"江苏省对口支援新疆克州前方指挥部总指挥、党委书记关永健表示,江苏将进一步推动引进专家团队、提供医疗费用补助、培养当地人才等措施,使"润心计划"成为连接江苏与新疆之间推动民族团结的一座桥梁。

二、民族警花:柯尔克孜警察姑娘"润心"奇缘

2018年9月22日是个美好的日子,阿图什市吐古买提乡的牧场上传来了欢快的柯尔克孜舞曲和阵阵嬉闹声,一场浪漫的婚礼正在进行。舞曲曲调优美、活泼,极具民族特色的旋律见证着一对新人最幸福的时刻,好不感人!

这一天,美丽的新娘依热斯古丽·居来提迎来了特地为她婚礼而来的救命恩人"沈爸爸"——苏州大学附属第一医院沈振亚教授,他们的关系是医生与患者,更

是相隔万里的亲人……

28岁的依热斯古丽·居来提是阿图什市公安局的一名警察。时光倒回到2018年6月，她因训练的时候经常心跳快、胸闷、头晕，来到医院做检查，不幸的是她被检查出患有心脏病。得知检查结果，马上准备结婚的她慌了，既担心工作又担心身体。

医院心胸外科卡德尔江主任得知这个情况后，积极与她沟通，将她纳入第十二期"润心计划"为其免费手术治疗。有人问她："马上要进行手术了，紧张吗？"她笑着说："我听之前做过手术的患者说了，都是江苏来的大专家，肯定能治好我的病。"

术前检查时，沈振亚教授在了解到她是一名年轻的人民警察时，安慰她说："小姑娘，人民警察不容易，肩上的担子重、任务多，你别担心，放轻松接受手术，我一定会治好你的病，等你好了，我认你当我的干女儿好吗？"依热斯古丽·居来提开心地连连点头。

2018年7月2日15:30，依热斯古丽·居来提被推进手术室，由沈振亚教授主刀，医院心胸外科、麻醉科医务人员全力配合，历时近4个小时成功为她实施了手术。当依热斯古丽·居来提被从手术室推到ICU时，等候在门外的母亲热泪盈眶，紧步上前，不停地感谢医生："谢谢你们！谢谢江苏来的大专家，让我的孩子恢复健康。"

2018年9月，两个月过去了，依热斯古丽·居来提已经完全康复了，即将准备进入婚姻的殿堂。但她心中一直有一个心愿：很希望沈振亚教授能来参加自己的婚礼。当她把这个心愿通过微信告诉沈振亚教授时，沈教授回复说：这是你人生的大事，放心，我一定来！

2018年9月22日，沈振亚教授专门从苏州赶到阿图什市吐古买提乡参加依热斯古丽·居来提的婚礼，当看到沈振亚教授的那一刻，依热斯古丽·居来提热泪盈眶，握着沈教授的手激动地说："没想到您真的来了，我很开心，谢谢您我的沈爸爸，不仅救了我的命，还为我们一家送来了福音。"沈振亚教授笑着说："美丽的新娘子可是不能哭的哦，你最幸福的时刻我怎能缺席。"婚后的依热斯古丽非常幸福，继续从事她热爱的警察工作，而且有了爱情的结晶——2019年迎来了家里可爱的小宝宝！多么幸福

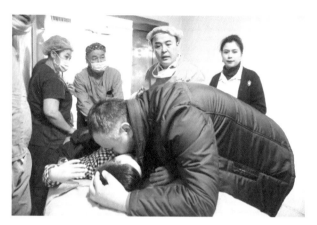

"润心计划"助力"一带一路",成功救助 2 名吉尔吉斯
斯坦心脏病患者

美满的一家!

源于心疾,缘起"润心"。他们的故事如同一丝丝春雨,带着温暖的气息,播洒在帕米尔高原,随风而下,滴落心田,连接着江苏、克州两地的思念。

三、危难时刻:江苏援疆医生抢救江西援疆医生

2017年9月13日,阿克陶县人民医院心内科的江西省援疆医生应斌在下乡的路上,突然感到胸口剧烈疼痛,就像胸口被撕裂一般,顿时面色苍白、全身冰凉并沁着冷汗。车上同事见此状况,万分着急,把车开到就近的检查站,联系组织求助。克州组织部援疆办得知这个消息后,立刻用救护车将应斌送去附近的喀什第二人民医院急诊。

喀什第二人民医院为应斌做了CT等全面检查后,确诊是主动脉夹层撕裂(从胸顶部到两侧大腿,主动脉弓－双侧股动脉),血脉裂口多,范围大,此时的应斌血压居高不下,加剧了病情的不稳定性。克州人民医院心胸外科主任叶文学说:"当时应斌的情况十分危急,动脉血管内部多处破裂出血,只有外面一层薄膜裹着,就是一颗定时炸

弹，随时可能破裂，危及生命。"

与此同时，江西省援疆前方指挥部联系江西后方组织远程会诊，专家会诊后一致同意需要尽快手术，并建议将应斌转运到上海或乌鲁木齐手术。但是如此危急的病情，路上转运的风险非常大。医院领导和医疗专家评估了病人可能面临的风险后，为安全起见，认为不宜转运，最佳的治疗方案是在当地行主动脉手术治疗，病情平稳后再转后方医院。面对如此难度的手术，喀什第二人民医院没有主动脉夹层腔内修复术的医疗和技术团队为应斌手术。了解这些情况后，克州组织部援疆办立刻联系克州人民医院院长丁强和副院长刘济生，支援应斌的手术。

2017年9月15日，来自苏州大学第一附属医院的援疆专家刘济生副院长带着"润心计划"团队心胸外科沈振亚教授（苏州大学附属第一医院对克州人民医院心胸外科"院包科"首席专家）、麻醉科成浩主任、主治医生陈一欢等精兵强将赴喀什第二人民医院，为应斌做主动脉夹层腔内修复（支架植入）手术。

这支医疗支援团队的及时赶到对应斌来说犹如雪中送炭。历时两个多小时，手术室的灯终于熄灭，手术成功结束，应斌的大出血得到了抑制。

"我接到新疆打来的电话，立马坐飞机赶来。应斌作为一个医生，最了解自己的情况，他当时都不抱有任何生的希望，心理负担特别重，手术前一晚，只有我在他身旁他才肯闭眼休息。"应斌妻子回忆着当时的情况说，"第二天做了手术，手术很成功，这真的算是一个奇迹。我们全家都特别感谢江西援疆指挥部，特别感谢江苏援疆前方指挥部，感谢江苏援疆医疗团队和克州人民医院对我丈夫的鼎力救助"。

手术后，应斌在克州人民医院经过严格控制血压和恢复治疗，度过了最危险的阶段后，赴苏州由沈振亚教授做了二期修复术（针对腹部破裂血管的治疗），术后恢复良好。应斌还发来了他养病期间的照片，并委托叶文学医生向指挥部、丁强院长、刘济生副院长转告近况，请克州人民医院所有关心他的人不要担心，他恢复得很好。

一方有难，八方支援。2018年4月，江苏省第九批援疆前方指挥部收到一面刻有"危难时刻显身手，天下援友一家亲"的锦旗，是江西援友应斌送来的，他衷心感谢"润心计划"团队、感谢江苏援疆指挥部给予他生命的救援，让他重获新生。

四、血脉相连：柯尔克孜大叔的危情救治

2019年6月，柯尔克孜大叔在克州人民医院出现的"心血"危情演绎了一个救死扶伤的奇迹。

第22期"润心计划"收治了一个病人，是一位57岁的柯尔克孜族大叔。他的心脏主动脉窦部增宽53mm、主动脉瓣关闭不全，如不及时手术将出现主动脉夹层的危险。"润心计划"的专家团队及医务人员对他的病情进行了讨论，并制定了手术方案，决定为其开展bentall手术（带主动脉瓣人工血管升主动脉替换术）。该手术难度较大，在克州是第一次开展，医院为这次手术做了非常细致的安排，术前检查就绪，患者没有手术禁忌症。6月27日进行手术，主刀的专家是来自江苏省人民医院心脏外科的邵永丰、王晓伟"润心计划"团队。在麻醉科等相关科室的密切配合下，经过6个多小时奋战，"修心"手术顺利完成。病人平稳转入重症监护病房观察，"润心计划"专家终于露出了欣慰的微笑。

医务人员还没来得及松口气就发现引流管中引流出的患者血液无法凝固，引流出的血液越来越多，患者一定是出现了凝血功能异常！Bentall手术严重的出血风险发生了！血常规和凝血化验证实了专家的推断，患者的血小板只有2.4，纤维蛋白原也只有1.1，不到正常值的一半。这和手术的创伤、体外循环消耗大量的血小板和凝血因子有关，而且历次的手术也有一个奇怪的现象，柯尔克孜族患者手术创面特别容易渗血。患者越来越多

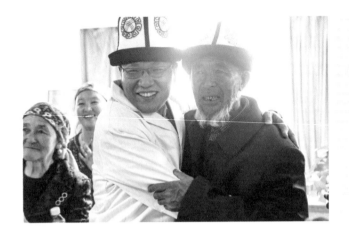

"润心计划"专家与

患者家属合影

的引流血液让所有医务人员的心都揪了起来。邵教授不顾劳累，果断决定再次进行开胸探查及止血手术。棘手的是，手术探查没有发现活动性出血点，只是手术创面弥漫性渗血，止血的最有效的方式只能是压迫止血和输血。

可就在抢救的过程中，发现了又一难题，患者是 AB 型 Rh(+)血，此血型人群少且血存量远远供应不上患者的需求，医院血库血小板和冷沉淀都已用完。克州血站紧急动员，调集了克州、喀什、阿克苏、和田所有能用的血源，一袋袋血小板和冷沉淀输入患者体内后，患者的病情终于稍稍稳定了。

经过两天两夜的抢救，患者引流液的颜色由鲜红慢慢变为淡红色，引流量也越来越少了，患者苍白的脸上缓缓地泛起红色。终于，这位柯尔克孜大叔的生命得救了！此时，守护大叔整整 48 个小时的医务人员也已累倒了。"润心专家"的不离不弃、高度负责再次创造了奇迹！

五、友谊之路：吉尔吉斯斯坦儿童的"修心"之旅

2018 年 12 月 16 日，在克州人民医院健康管理中心中吉医疗联合体的病房里，举行了一个简短而隆重的感谢会。吉尔吉斯共和国的两名儿童及其家长怀着无比激动的心情，给医务人员送上了一面写着"我们在中国得到了重生"的锦旗。他们对此次的中国"修心"之旅非常满意！对中国医生的感激之情难以言表！

2018年12月10日，第16期"润心计划"启动。此次手术的4名先心病患儿尤为特殊：有两名患者是来自邻国吉尔吉斯共和国的11岁的Aziret和15岁的Begimay。他们的父母通过来往两国的商人，听说了克州人民医院有"润心计划"可以免费为先心病患者治疗的事，所以便抱着一丝希望想来克州人民医院接受治疗。

经克州党委和人民政府与克州人民医院多方努力，患者与家属一行5人于12月8日抵达克州。医务人员来回奔波12小时直接从通关口岸接到吉尔吉斯共和国患者，安排他们住进克州人民医院中吉医疗联合体病房——健康管理中心特需病房进行术前检查，并准备进行手术。

12月10日，南京医科大学第一临床医学院院长孔祥清教授携江苏省人民医院心内科团队为患儿实施了手术。

手术时，小患者Aziret的父亲，一直站在手术室门口，不停地张望着。得知手术成功时，他开心地笑了。看到孩子被推出手术室时，他紧步上前，亲吻着孩子的额头，说道："我心里的石头终于放下了，谢谢医生，谢谢中国政府！"Aziret的父亲Kursant说："一年前在当地医院检查，发现11岁的儿子Aziret患有先心病，可是在当地做不了介入手术，只能开胸，并且需要5000美元的手术费。这对我们一家来说无疑是沉重的打击，不仅支付不了那么多的手术费，而且开胸创伤太大，影响孩子今后的生活。在犹豫之际，打听到在中国新疆克州可以开展先心病手术治疗，便把检查报告发给江苏的专家看，说可以做，并且是免费的，这给我们一家带来了希望。来到这里后，我特别满意，这里的医疗环境、医生、护士特别好，技术也好，治好了我孩子的病，我都有点不敢相信，特别高兴，真是太感谢了。"他还告诉我们："吉尔吉斯共和国有很多先心病患者，我会告诉他们，中国克州人民医院仅仅花了半个小时就免费治好了我儿子的病。"

塔吉克族的玉苏普和帕尔哈提两人是亲兄弟。2019年4月，江苏"组团式"医疗援疆队到喀什地区塔县开展"春蕾行动"先心筛查，两兄弟在父母的带领下来到医生面前。孩子的父母告诉医生：这两个孩子经常感冒和晕倒，由于大山深处医疗条件有限，经济相对落后，家里的经济状况不好，每次感冒或晕倒他们都是到乡卫生室开点药。医疗队检查发现兄弟俩都患有先天性心脏病。"润心计划"团队知道这个情况，立即把兄弟俩纳入第23期"润心计划"中，免费为他俩手术。2019年7月4日，江苏省人民医院所属省妇幼保健院小儿心胸外科主任顾海涛教授亲自为兄弟俩实施心脏手术，手术非常成功。看着兄弟俩开心的笑容，他们的父亲哈利比亚提感激地说："一住院，医生就安排好了手术，现在我们农牧民连住院押金都不用交了。从住院到用药再到最后的

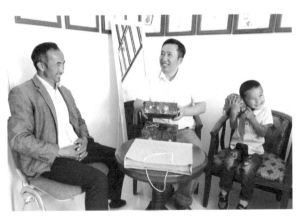

"润心计划"结对认亲，持续帮扶患者家庭

手术，没有承担任何费用。我的两个孩子能痊愈，多亏了党的好政策，多亏了专家们的治疗。感谢州医院一直没有放弃，在筛查结束后通过各种途径找到我们，感谢党，感谢国家。"卡德尔江医师介绍道："顾海涛教授已经在克州人民医院实施了100多例心脏手术，他所开展的小儿先心病外科微创封堵术给克州的心脏手术带来了技术革命，我受益非常大。"

六、英雄玛纳斯：多来提·卡热的传唱之路

多来提·卡热是中国三大英雄史诗之一《玛纳斯》的民间传唱艺人，歌唱就是她的生命。可是，2016年5月，她从马背上摔下来以后就再也不能歌唱了。她患上了严重的心脏病！多来提·卡热生活在无限的痛苦之中——不能歌唱，生命就毫无意义！

"润心计划"给了多来提·卡热第二次生命，也让她再次唱响了《玛纳斯》！

多来提·卡热是"润心计划"第1期第一位受益患者。经B超检查诊断出她心脏动脉瓣、二尖瓣和三尖瓣严重狭窄伴关闭不全，病情十分严重。经医生与患者及家属沟通后，决定将多来提·卡热纳入"润心计划"项目，为其实施手术。手术前，多来提·卡热气色十分不好，她说："之前，我稍微一活动就会气喘吁吁、嘴唇发紫，一直觉得没什么，也没引起重视。没想到是这么严重的心脏病，我和家人六神无主，都打算卖房子去乌鲁木齐看病了。谢谢江苏的大专家，谢谢州医院的'润心计划'，不仅可以救治我，也救了我们的家。"

2016年6月22日，经过充分的准备，多来提·卡热被推进手术室，江苏省人民医院心脏大血管外科学科带头人张石江教授及团队在克州人民医院医务人员的配合下，成功为多来提·卡热实施二尖瓣置换术+三尖瓣置换术+主动脉瓣膜置换术，手术十分顺利。术后的多来提·卡热恢复良好，当看到张石江教授和医务人员时，她紧紧握住医生的手说："等我好了，我要为你们唱《玛纳斯》。"

2017年4月，克州人民医院心胸外科医生办公室响起了铿锵有力、欢快热情的《玛纳斯》歌声，歌者正是多来提·卡热。她专门穿着节日的盛

装，面色红润、声音洪亮，用她的歌声感谢救命恩人："谢谢你们，让我还可以再唱心爱的《玛纳斯》。"援疆专家、克州人民医院丁强院长为多来提·卡热送上礼物，并主动和她结为亲戚，给予持续帮助和关心，多来提·卡热流下了感激的泪水。

2017年9月5日，当率领江苏省党政代表团在新疆考察的江苏省委书记、省人大常委会主任李强来到克州人民医院时，来院复查的多来提·卡热主动为李强书记唱起了《玛纳斯》，表达她心中的感激之情。

如今的多来提·卡热已然是"润心计划"的形象大使。克州各族人民都知道多来提的心脏病治好了，现在她又可以高唱《玛纳斯》，嘹亮的歌声唱响的是江苏-克州人民的深情厚谊，唱响是对党和政府的深深感谢！

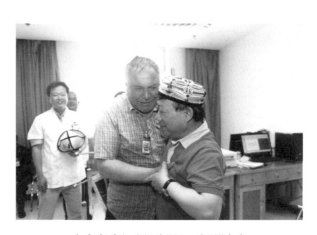

患者家属激动拥抱"润心计划"专家

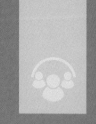

第六章
"惠民义诊大巴扎"促进民族团结

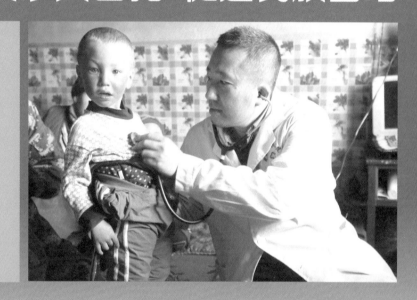

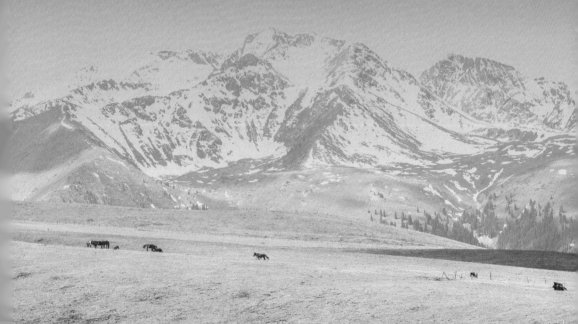

第一节

医疗大巴扎惠民生，促进民族团结

民族团结是新疆发展、繁荣的基石。我们要加强民族团结，筑牢各族人民共同维护祖国统一、维护民族团结、维护社会稳定的钢铁长城，要坚定不移地坚持党的民族政策、民族区域自治制度，要高举各民族大团结的旗帜，在各民族中牢固树立国家意识、公民意识、中华民族共同体意识，最大限度团结依靠各族群众，使每个民族、每个公民都为实现中华民族伟大复兴的中国梦贡献力量，共享祖国繁荣发展的成果。各民族要相互了解、相互尊重、相互包容、相互欣赏、相互学习、相互帮助，像石榴籽那样紧紧抱在一起。要加强民族交往、交流、交融，部署和开展多种形式的共建工作，推动建

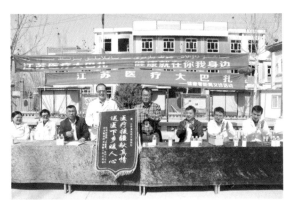

义诊惠民、助力脱贫攻坚

立各民族相互嵌入式的社会结构和社区环境，促进各族群众在共同生产生活和工作学习中加深了解、增进感情。

医疗人才"组团式"援疆是干部人才援疆方式的改进和完善。中组部关于医疗人才"组团式"援疆的文件指出：各有关省市和单位要站在全局和战略的高度，自觉把医疗人才"组团式"援疆当作一项重要的政治任务来抓，加强领导，密切协作，精心组织，认真做好医疗人才选派管理等各项工作，努力把医疗人才"组团式"援疆工作打造成"体现中央关怀、惠及各族群众、促进民族团结"的民心工程、品牌工程。

江苏"组团式"援疆实施医疗"访惠聚"（访民情、惠民生、聚民心），援疆专家深入农牧区与农牧民交流、交往、交融。送医送药到边远乡村，助力健康扶贫；实施"春蕾行动"，面向儿童筛查先天性心脏病，将小患者纳入"润心计划"免费救治。目前江苏组团医疗"访惠聚"已开展45期，累计义诊约4万人次，发放药品约20万元，筛选140余名心胸疾病患者纳入"润心计划"免费救治。这些救助行动成为实施健康扶贫，惠及各族群众，维护社会稳定和长治久安的重要举措。

一、实施医疗大巴扎，惠及各族群众

充分利用优质医疗技术资源，让广大农牧区各族群众在家门口享受到优质健康服务，提高农村卫生服务水平，进而促进民族团结，是所有援疆医生的使命和职责所在。援疆团队将落实脱贫攻坚任务放在首位，从实施医疗救助、救治重大疾病、开展疾病预防、加强健康教育等方面入手，把医疗健康扶贫工作落到实处。

因病致贫、因病返贫，是克州地区脱贫攻坚路上的"绊脚石"和"拦路虎"。江苏"组团式"医疗援疆优先支持健康扶贫工作，将受援地克州地区的健康扶贫项目作为优先和重点民生项目纳入对口支援范围，加大项目和资金投入，支持克州医疗服务能力提升，同时做好公共卫生服务保障；深入推进精准扶贫，维护团结稳定，促进稳步发展，充分利用"组团式"援疆资源更好地为基层健康服务，真正为基层各族群众做好事、做实事。克州卫计委决定从2017年4月起开展江苏援疆专家下乡义诊活动，每

月2~3次。

"医疗大巴扎"和"春蕾行动"是惠民义诊的活动名称，活动主题是"健康就在你我身边"。活动内容包括：宣传普及健康知识，提高群众自我保健意识，方便群众就医；做好常见病诊疗和健康教育，积极开展为农村送医、送药、巡回义诊活动；发挥江苏援疆专家"传帮带"作用，指导和帮助基层临床医生分析、解决临床诊疗工作中的疑难问题，提高基层医疗卫生服务能力；深入开展民族团结一家亲活动。"江苏医疗大巴扎"以江苏援助克州人民医院医疗队为主体单位牵头实施，深圳援喀什、无锡援阿合奇、常州援乌恰及昆山援阿图什的援疆医疗人才配合执行。"春蕾行动"是江苏组团医疗队配合"润心计划"而实施的儿童先心病筛查和体检活动。

推动受援医院医护人员与基层医护人员的联系，借助"健康义诊""访惠聚""卫生下乡"等形式，对接慢性疾病患者，做到疾病的早发现、早治疗，对慢性疾病患者进行规范管理。援疆专家定期开展下乡义诊，宣传慢性疾病防治知识，传播健康理念；结合克州地区常见疾病（如结核病、高血压、泌尿系统结石等）开展健康宣教，传播健康文明的生活方式。结合"春蕾行动"先心病筛查活动的开展，以在校学生作为健康教育的重点人群之一，提高新生代的健康素养。

二、健康义诊形式多样，全程服务实事办实

1.混编下乡医护团队,在工作中交流、交往、交融

惠民义诊团队中既有克州当地医务人员，也有援疆医务人员，队伍成员共同下基层，一起开展工作，相互交流医疗技术，探讨各种疑难病例，增进了相互了解与信任。医疗团队分3个小组为广大群众开展免费义诊活动，肿瘤内

科、心胸外科、中医科、呼吸科、骨科、肾病内科、神经外科的专家们为老百姓免费测血糖、量血压，耐心解答群众咨询的问题，并根据病情发放药品，提供可行性的就医意见。

在克州，"银发人才"通过医院坐诊、会诊等形式，为当地百姓提供诊疗服务；通过师徒结对等形式，培养医疗卫生人才；通过技术指导、学术交流等形式，帮助医院开展重点学科建设，将技术留在克州。

工作经验丰富、医疗技术精湛的江苏医疗人才来到克州后与当地医疗技术人员"结对子"，开展"传帮带"活动；查看疑难病例、了解科室发展状况、开展学科建设专题交流研讨。王彤、卞茸文、符晓苏、周亚夫、吴毓麒5位专家分别以《抗生素的合理使用》《基础胰岛素在糖尿病管理中的作用》《从医疗事故鉴定谈脑血管病的规范化治疗》《心脑血管疾病的防治》《内镜在消化系统疾病治疗中的作用》为题，为当地医生讲授了一堂堂意义非凡、受益匪浅的专业课，并不辞辛劳地上山下乡、进村入户，服务群众、传播爱心，深入到克州各个县市、乡镇医院坐诊，为各族群众举办健康知识讲座，提供义务诊疗服务。

2.在少数民族同胞聚居地进行义诊，落实惠民政策

援疆医疗队通常将义诊地点选择在少数民族同胞聚集地，方便周边患者就诊。每一次义诊活动都受到各民族同胞的热烈欢迎和大力支持，场场爆满。惠民义诊助力守边、稳边、固边，深入边疆为各族干部群众免费健康体检、送医送药，并给布伦口乡苏巴什村工作队赠送了医疗急救箱，深受当地干群欢迎。

医疗队与义诊地区患者进行积极的沟通和交流，向他们宣传党的惠民政策，使各民族同胞明白：民族团结是各民族同胞幸福生活的保障，凡是破坏民族团结的事情我们都要坚决反对，要与恐怖分子坚决做斗争，要旗帜鲜明地维护民族团结，要像石榴籽一样紧紧地抱在一起，让民族团结之花幸福绽放。

3.免费咨询、检查、发药，拉近双方距离

医疗队开展免费为100名80岁以上的"边防四老"（老军人、年满60岁以上的农牧业村老干部、老党员、老模范）体检大型公益活动时，邀请了克州党委成员参加，并召开了动员大会。免费体检项目包括测血压、量身高、称体重和血常规、肝功、肾功、肿瘤标志物、尿常规检查以及彩色B超、心电图和胸部DR检查等10多项。他们本着精益求精、服务至上的服务理念，全心全意为全州各族人民的健康保驾护航。

三、惠民义诊关爱群众，民族团结更上台阶

2017年5月以来，为落实好扶贫攻坚和民族团结工作，合理利用"组团式"援疆资源，更好地为边疆基层百姓送去健康服务和党的温暖，克州卫计委根据自治区党委宣传部《关于印发2017年文化、科技、卫生、法律、爱国爱教宗教服务"五下乡"活动工作方案的通知》的要求，精心安排和组织了以克州人民医院、阿图什市人民医院等骨干医院的江苏援疆专家为核心力量的医疗队伍下乡开展义诊活动。

1.开展医疗大巴扎，团结当地群众

医疗大巴扎的开展，让江苏专家来到基层群众中，来到边远牧区的牧民中间，让老百姓更加真切地体会到党的关怀和温暖，更加珍惜、维护民族团结。医疗大巴扎宣传普及健康知识，提高了群众的自我保健意识，营造了全社会共同关注健康、关注农牧区群众健康的良好氛围，使当地群众真正受益。

2.在义诊中提高认识，升华精神

"江苏医疗大巴扎"和"春蕾行动"深入落实以老百姓为中心的党的惠民政策，让边疆百姓真切感受到我党全心全意为人民服务的根本宗旨。

医疗大巴扎促进民族团结一家亲，促进江苏与克州、汉族与各少数民族之间的交流、交往、交融。在历次义诊活动中，江苏援疆专家与广大偏

远地区群众建立了深厚的感情和友谊，深刻认识到在边疆更能读懂祖国。有几十个在医疗大巴扎被检查发现疾病后转到州医院或市医院就诊的患者，专家们在后续的义诊活动中都对他们进行了回访和用药指导。尤其是"春蕾行动"发现的先天性心脏病患儿，通过"润心计划"手术痊愈了，但每次到他们所在的乡村开展义诊时，江苏援疆专家都会再次为他们进行检查，患儿家长感激不尽，极大地促进了民族团结。

3. 加强地区联合，扩大义诊范围

医疗大巴扎加强并深化了医疗合作与交流，构建了更深层次的医疗协作关系。为增加"江苏医疗大巴扎"与"春蕾行动"的宽度、深度和温度，江苏组团医疗专家组建了江苏-深圳医疗联盟联合医疗队。2017年9月赴塔县为新疆公安边防总队卡拉苏边防检查站的官兵们进行体检和心脏病筛查义诊活动。2018年11月赴塔县为100余名1~9岁儿童进行先天性心脏病筛查义诊，为高原家庭送去关怀和健康。义诊惠民活动大大拉近了国内知名专家与老百姓的距离，专家们真心实意地积极为患者解决看病难、路途远、治疗费用昂贵等问题。

援疆医疗团队开展惠民义诊，做好民族团结事业的同时，也不断提高自己的思想素质，注重个人的品德，在平时的工作和生活中，自觉树立马克思主义国家观、民族观、宗教观，牢记"三个离不开"的思想，在反对民族分裂主义、非法宗教活动等大是大非问题上立场坚定、旗帜鲜明，自觉维护祖国统一和民族团结。他们能够时时处处自觉宣传党的民族政策，关心和团结各民族群众，坚决维护安定团结的政治局面，维护祖国统一。

第二节

资源下沉，推动整合型医疗服务体系建设

克州地区医疗卫生资源相对缺乏，同时存在医疗资源不均衡的问题。全州目前只有克州人民医院一家三级甲等医院，下面的县医院的诊治能力达不到"大病不出县"的要求，无法满足群众的就医需求；乡镇医疗机构和社区医疗机构缺乏合格的执业医师，乡村医师队伍水平参差不齐和基本医学知识掌握不全等问题，都严重影响了克州四级医疗保障网络的安全性。

截至2018年，全州共有卫生机构345个，其中：行政及办公机构11个、地县级医院7个、乡镇卫生院37个、农牧场卫生院2个、专业公共卫生机构16个、社区卫生服务中心和服务站19个、计生指导站13个、村卫生室240个。现有卫生计生人员4573人，其中：卫生技术人员3972人、村医601人。全州卫生机构编制床位3856张，全州每千人口拥有医院、卫生院床位6张。

基层医疗卫生服务能力比较薄弱。一是基层医疗机构标准化建设还有部分未达标。其中乡镇卫生院2所，村卫生室13个，需要投入建设。二是基层医疗机构优质卫生人才匮乏，缺乏全科医生，乡村医生的行医资质多为乡村医生证书，仅有5人取得临床执业助理医师证。村医普通话水平、医疗技术水平不高，不能满足农牧民群众小病不出乡村的需求。

目前，全州因病致贫1629户、6985人。重大疾病病种主要有先天性心脏病、白血病、恶性肿瘤、终末期肾病、重性精神病、结核病等。从医疗援疆和健康扶贫的要求出发，江苏"组团式"援疆医疗队开展的"援疆医疗大巴扎"和"春蕾行动"，从为患者免费义诊和健康筛查入手，加强与基层医护人员的联系，提供了技术支持，提升基层医疗服务能力。

一、推动整合型医疗服务体系建设

1.以医联体为抓手，推进整合型服务体系建设

区域医联体建设是实现合理分级诊疗的重要途径，通过引导不同级别的医疗机构之间开展纵向合作，能够加强基层医疗卫生服务水平，提高基层医疗卫生资源的利用率。我国新疆地区因自然和经济因素，各地州特别是南疆地区医疗卫生力量薄弱。2016年"组团式"医疗援疆实施以来，受援地区医疗卫生状况取得较大改善，医疗服务能力不断提高。目前"组团式"医疗援疆支援的对象主要为受援地区的中心医院，通过医联体建设扩大医疗援疆的覆盖范围，建设县级医院、社区和乡镇卫生院，构建合理的分级诊疗体系，是医疗援疆后续工作的重点。

"组团式"医疗援疆由7个沿海地区省市支援新疆8家地区级医院，在医联体建设上，各支援省市都有自身的经验，并应用到"组团式"援疆的实践中。以江苏省"组团式"支援克州为例，目前共选派了省属8家医院的21位医疗和医院管理专家在克州人民医院开展工作，其中促进受援的克州地区的医联体建设和分级诊疗体系的完善，是江苏医疗援疆的重点任务之一。

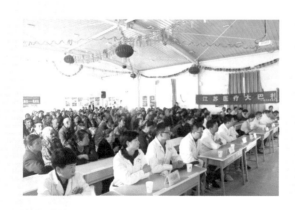

医行边疆

克州人民医院是克州唯一的三级甲等医院，是克州的医疗中心。在"组团式"医疗援疆的持续支持下，医院的医疗技术和服务能力已经有了较大提升。2016年开始，"组团式"医疗援疆以克州人民医院为中心医院，按照医联体建设要求，分别与三县一市医院及阿图什市各社区卫生服务中心、乡镇卫生院签约，开展医院管理、技术对接和远程医疗工作。

克州人民医院作为自治区级的住院医师规范化培训基地，接受克州地区三县一市的住院医师到医院参加规培。同时，克州人民医院根据各县市及乡镇卫生院需求，接受人员进修培训。进修人员在克州人民医院各科室参加轮转，直接接受江苏组团援疆专家的指导。江苏各省属医院每年为克州地区培养医药卫生人才提供各项优惠措施。在医疗联合体框架内，各级医疗机构人员提出申请，由援疆单位审核后，就可以到江苏援疆的三甲医院进修。"组团式"援疆利用支援地区的医学院校资源，开展受援地区的高层次人才培养。2018年，南京医科大学与克州人民政府签订合作意向书，将克州人民医院建设成为南京医科大学附属医院，进行医疗、教学、科研的全面帮扶，推动克州医疗卫生事业的发展。

远程医疗是医联体组织的工作模式之一，有助于实现医联体之间的信息交流和医疗资源整合。克州人民医院利用远程医疗网络与各县市及乡镇医疗机构建设网络医联体，开展远程医疗、远程教学和远程会诊。2018年与阿图什市人民医院开展远程心电诊断12000余例，与上阿图什镇卫生院开展远程心电诊断4000余例，开展远程病理分析540例。

2.以先心病为突破口，推进分工协作、分级诊疗体系建设

克州是新疆南部的一个贫困地区，也是新疆扶贫战役的主要战场，有大量的贫困人口，贫困程度深。江苏"组团式"医疗援疆担负着提高克州医疗质量水平及防止农牧民因病致贫、因病返贫的重大任务。克州贫困发生率为32.4%，因病致贫占4.5%。克州的农民和牧民长期居住在高海拔地区，因此克州的心脏病发病率很高。其中很大一部分患者由于家庭经济困难和缺乏及时治疗而失去了康复的机会，甚至失去了生命。健康扶贫项目"润心计划"为这些贫困患者实施免费医疗，不仅改变了患者的命运，也

让患者的家庭摆脱了沉重的经济负担和精神压力。"润心计划"手术的患者里面儿童最多,这些大多数是通过"江苏医疗大巴扎暨春蕾行动"义诊活动初步筛查出来,再到医院进一步免费筛查确定要做手术的孩子。"润心计划"不仅减免医疗费用还提供免费的筛查服务及来回路费补贴,从根本上解决贫困患者的困难。

江苏"组团式"医疗援疆通过"润心计划"的实施,从预防和治疗克州的先心病入手,提高当地医疗技术,通过"传帮带""师带徒""院包科"等援疆工作模式带动克州人民医院的科室建设和医疗人才队伍建设,整体提升受援医院的医疗服务能力和管理水平,培养了一批医疗水平信得过、服务能力过得硬、当地医院留得住的医疗人才,开展了克州首例心脏手术,不断学习运用医疗新技术,从而进一步提高了克州人民医院的医疗水平。

克州人民医院与各县市医院专科之间加强联系,如心血管科建立了三县一市医师微信群,并利用其进行病例讨论和会诊。2017年9月9日夜间,乌恰县人民医院收治了一名心肌梗死患者,县医院的医师在群里上传了患者病情和检查情况,江苏援疆专家在网上指导后续治疗。患者经过妥善处置转诊至克州人民医院,克州人民医院已经在介入室做好术前准备,患者达到后直接进入介入室接受治疗,无缝对接为患者赢得了抢救时间。

3.以下乡义诊为载体,推进上下联动医疗服务体系建设

江苏医疗援疆专家和克州人民医院医师通过开展城乡对口支援、"访惠聚"和义诊下乡等工作,对克州基层医疗机构进行定期指导。三甲医院医师到基层的常态化流动,是加强医联体合作紧密性、提升基层医院服务能力的重要途径。江苏援疆专家利用周末时间到克州各乡镇开展义诊和业务指导,由援疆专家、州医院专家与基层医院医务人员共同进行诊疗。专家们到基层医院教学查房、现场提问,对基层医务人员进行指导,这样的活动从2017年至今已经开展了45期。克州人民医院心血管科从2017年开始与乌恰县人民医院共同开展心血管疾病的调查,目前已收集样本1000余例。

卫生支援是三级医疗机构提升基层医疗机构诊疗能力的重要途径，有助于分级诊疗渠道的建立。克州人民医院承担"万名医师支援农村卫生工程"项目和克州二级以上医疗机构支援乡镇卫生院工作，每年安排22名专家固定在克州阿图什市人民医院、乌恰县人民医院和各乡镇卫生院进行对口支援，一般在每个县医院安排5名专家，在每个乡镇卫生院安排两名专家。安排在乡镇的专家要有一人担任乡镇卫生院院长或副院长，同时负责乡镇卫生院的建设工作。

二、推动整合型服务体系建设

1.以医疗援疆为主体，建成"1+4+N"医联体

江苏"组团式"医疗援疆着力建设克州"1+4+N"医联体。"1"即克州人民医院；"4"即阿图什市人民医院、阿克陶县人民医院、乌恰县人民医院、阿合奇县人民医院；"N"为各乡镇卫生院、其他省市援疆医疗队和受援医院。"1+4+N"医联体对提升克州地区整体医疗水平具有积极促进作用。它的成立不仅能将发达地区先进的医疗技术和科学理念传输到基层，更能为危重疑难病患者提供更加优质的医疗服务，同时也为各个医院之间相互学习、交流提供了平台。基层医疗工作者只要利用好这个平台，就能不断提升自身的医疗技术水平。医联体模式为克州人民的身体健康提供了有力保障。

推动建立以克州人民医院为龙头的纵向医疗联合体。这样的医疗联合体有利于加快提升基层医疗卫生机构的能力水平；有利于加快推进区域信息化建设；有利于建立、完善居民健康档案，普及居民健康卡。通过建设远程心电、远程影像、远程会诊等系统，构建急救危重症的快速

救治网络，充分发挥信息化的支撑和纽带作用，实现院前院内医疗机构间、救治中心与基层医疗卫生机构间互联互通、信息共享，做到院前院内无缝衔接，最大限度赢得抢救时间，保证抢救质量。

2.通过实施"润心计划"形成基层先天性心脏病筛查体系

"润心计划"是江苏省医疗人才"组团式"援疆开展的重要惠民项目。为配合实施好"润心计划"，江苏援克前指先后启动实施了"江苏医疗大巴扎""春蕾行动"等下乡义诊和儿童先天性心脏病筛查活动，组织江苏援疆医生到边远乡村、边远牧区、边防哨所开展送医下乡、慰问义诊。

克州地区地处边陲，地广人稀，周边三县均以高海拔牧区为主，距离州府阿图什市较远，先天性心脏病患儿往往病情严重到心肺功能衰竭才来就医，很多都已经失去最佳的手术时机。鉴于此，克州卫健委根据自治区党委宣传部的要求，精心安排和组织了以克州人民医院、阿图什市人民医院等骨干医院的江苏援疆专家为核心力量的医疗队伍下乡开展先天性心脏病专项义诊活动，逐村逐镇地进行先天性心脏病的筛查。目前已经全面筛查了克州一半以上的乡镇，及时发现了140余名需要手术的先天性心脏病患儿，并纳入"润心计划"，使他们接受了免费的手术治疗从而得以康复。这一举措有效解决了偏远山区牧区先心患儿无法得到救治的难题，同时通过统筹安排的"江苏医疗大巴扎"和"春蕾行动"，对偏远地区做过手术的心脏病患儿进行上门复诊和检查，进一步解决了门诊随访难的问题，形成了"发现患儿——救治患儿——随访患儿"的一条龙医疗服务，给此类患儿及其家庭带来了极大的便利，给他们送去党和政府的关怀。

江苏援克前指根据"民族团结一家亲"的有关要求和群众实际需要，不断拓展"润心计划"的深度、宽度和温度。从起初的心脏外科手术、心脏内科手术，逐步拓展到漏斗胸手术、纵膈手术、肺部手术、大血管手术及血栓类病变，让当地老百姓足不出州，在家门口就能享受到国内顶级专家的手术和介入治疗。此外还通过克州人民医院的远程会诊系统，建立了江苏省8家支援医院的顶级心血管专家绿色会诊通道，使得高水平的医疗诊治日常化和常规化，极大地便利了克州人民的就医。

3.提升对基层常见病、多发病诊治能力

克州人民医院的江苏援疆医疗专家组团开展"医疗大巴扎"和"春蕾行动",为克州各村基层群众进行义诊。充分利用援疆资源开展心脏病的筛查和救治,为心脏病患者送去惠民春风,切实解决百姓最棘手的医疗难题。克州人民医院以援疆专家、心胸内外科医生及心脏彩超等科室为核心,组成一线义诊团队,为基层群众全面体检,同时邀请了江苏医学专家为各村儿童进行全方位筛查,以利及时发现重大心脏疾病隐患,提早医治。活动中针对轻微、常见心脏病患者提出专业医疗意见,并现场赠送常用心脏疾患治疗药物,针对存在重大心脏疾病隐患人群进行精准复查,及时告知疾病情况让患者提前做好心理准备。活动的开展提升了基层医疗机构对常见病和多发病的诊治能力,使基层医疗机构能够更好地为克州基层群众的健康服务。

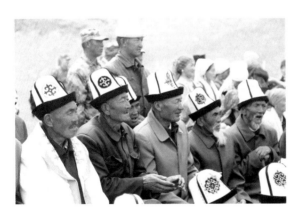

为边疆游牧民义诊时场景

第三节

健康宣教,普及全生命周期健康管理理念

一、患者欠缺健康意识,就医行为存在诸多误区

克州地区的很多患者因交通不便、信息闭塞、生活贫困,很少有机会走出闭塞的村庄。江苏"组团式"援疆医疗队来克州后组织专家到乡村开展义诊活动,深入推进精准扶贫,真正为基层各族群众做好事、做实事,营造人人关心扶贫、人人支持团结、人人参与稳定工作,传播正能量献爱心的社会氛围。通过前期义诊活动发现,当地农牧民生活比较贫困,文化水平较低,有的还是文盲,生活习惯不良,健康观念淡薄,人们的自我保健意识较差。这部分患者生病后或者寄希望于通过迷信活动治疗疾病,或者久拖不治,因此导致病情加重,有的甚至生命垂危;有的老年患者不懂得自我预防和保健的重要性,认为生老病死是上天注定的;有的患者在长期生

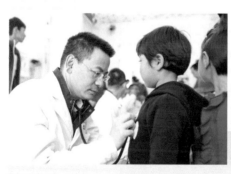

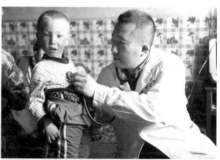

筛查先心病患儿 　　　　　　　　苏巴什"润心计划"义诊

活中形成的不健康行为和不良生活习惯根深蒂固，而且没有接受过健康科普教育。

健康素养低下严重影响了边疆人民的身体健康，世界卫生组织指出，提高民众健康素养是"公共卫生领域的当务之急"。在江苏援疆前方总指挥部的推动下，南京医科大学附属克州人民医院作为克州唯一的三甲医院，立足于江苏组团援疆的优势，努力探索一条成熟、有效地提高民众健康素养之路，为其他医院提供经验。

江苏组团援疆医疗团队22名专家组成一个义诊团，负责义诊及指导，开展健康科普服务。"江苏'组团式'医疗大巴扎暨春蕾行动"义诊活动将健康科普活动同国家政策和民众现实需要紧密结合，非常注重健康科普活动形式的创新。组织开展各类"健康大讲堂"，比如肺结核治疗及防治、心肺复苏和急救方法、高血压治疗及防治讲座等；针对不同患者，开展宣传日义诊、边防义诊等各类大型义诊活动，为患者提供健康咨询服务，有针对性地传播健康科普知识，提升患者健康素养。

二、以健康问题为导向，科普疾病防治知识

健康科普是健康教育的基本手段，是解决当今主要卫生问题最经济、最有效的对策之一，它在提高公民的思想道德素质、科学文化素质和健康教育素质等各个方面都具有不可替代的重要作用。随着社会经济的不断发展，克州人民对健康的关注度不断提升，对于医疗卫生保健知识的需求涉及多个领域，涵盖面广、信息量大。而要系统地满足人民群众的健康知识需要，为他们提供科学、专业、深入浅出的信息服务，科普宣传无疑是最有效的工具，是提高公民健康素质不可或缺的方法与途径。"江苏'组团式'医疗大巴扎暨春蕾行动"义诊活动提升了民众的健康素养，提高了克州老百姓对慢性非传染性疾病、新发再发传染性疾病的认识，有助于促进民众健康素养的进一步提升。

1.以克州急救能力需求为导向

猝死问题是人类必须面临的一个严重问题。在克州地区，这一问题的基本特点是：绝大部分发生在医院外，医疗机构难以及时发挥作用，救援

组织职能不健全、自救互救覆盖率低，瞬间出现意外结果的概率大，对社会和家庭的影响巨大，是日常最重要的大众公共卫生事件。这些特点，决定了这个问题无法直接靠医院来解决，医疗机构必须面向全社会宣传普及防猝死相关知识和急救的应对策略与技术。

只有人人都有自救、救人的技能，才会有获救的机会。克州地区心肺复苏方法普及率低，应急急救工作存在着急救半径过大，道路拥堵，急救设备严重不足，应急救援体系不健全等问题。因此，通过健康科普义诊活动来打通生命救援"最后一公里"，重视患者及"第一目击者"的急救、自救、互救知识技能的普及培训十分重要。

江苏"组团式"援疆医疗队依托江苏医疗大巴扎，紧紧围绕援疆总目标，全面推进心肺复苏等卫生应急技能进乡村、进校园、进军营工作，全方位、多领域助力克州卫生应急能力和水平的提升。每期江苏医疗大巴扎义诊活动中，克州人民医院急救中心团队都给大家演示并讲解心肺复苏术及止血、包扎、固定技术。"眼过千遍，不如手过一遍"，为了使大家能够更加深入地掌握心肺复苏和常见创伤的救治方法，医生们手把手教授，进行现场演示，让在场的老人、儿童都练习心肺复苏方法，取得了很好的效果。

2.以克州结核病防治工作需求为导向

结核病是克州农村因病致贫、因病返贫的主要疾病之一，严重制约了克州经济和社会的发展。"江苏医疗大巴扎暨春蕾行动"活动积极宣传结核病防治知识，宣传结核病防治工作的优惠政策，提高公众的结核病知晓率，从而主动参与结核病防治，减少结核病的传播，并使患者得到及时治疗。义诊医疗队设立了咨询台，通过发放宣传资料、咨询、义诊等形式向过往的群众宣传国家免费治疗肺结核病人的优惠政策，宣传结核病流行的严峻形势、危害、防治知识等。

3. 以克州健康教育工作需求为导向

"健康教育一条街"位于阿图什市香港城繁华地段，该街长200多米，附近交通方便、人流量大、受众面广。有关部门在此地设置了22块展板，宣传健康教育知识。宣传内容涵盖了《中国公民健康素养66条》，分健康素养、健康生活方式、膳食指南、疾病防控、病媒生物防治、中医中药等6个专栏，吸引了过往群众驻足阅读，形成了一道亮丽的风景线。

"健康教育一条街"的建成是建设健康克州的一项重要举措，对提升居民健康素养、提高城市文明品质起到了积极的推动作用。在江苏援克前指和江苏省疾控中心的支持下，克州还在全疆率先开展了重点人群健康素养水平调查，为今后精准开展健康促进工作提供了科学依据。

4. 以克州"除四害"工作需求为导向

克州偏远地区的大多数村民生活起居仍然在土炕上，炕上铺设的毛毯适宜昆虫寄生；各个村的厕所全部为旱厕。这些都成为有害生物的天然孳生地，导致老鼠、苍蝇、蚊子、跳蚤等病媒生物孳生蔓延，传染病、人畜共患病发病率较高。江苏"组团式"援疆医疗队开展了"除四害"行动，集中开展喷雾消杀及投放鼠药等工作。柔性援疆专家们现场指导病媒生物控制行动，为村民现场讲解和演示各类杀虫药剂的使用方法，保证培训效果，工作人员中的少数民族同志担任现场翻译，确保参培村民都能掌握药剂的使用方法。

此活动开展以后，各个村委会积极组织开展环境卫生整治行动，督促群众清扫房屋居室，对牛羊养殖粪便集中掩埋堆肥，组织群众清除房前屋后沟渠杂草杂物，减少病媒生物孳生地，取得了较好效果。

5. 以克州高血压、糖尿病等高发病的防治工作为导向

如今，糖尿病和高血压已经成为威胁克州居民健康的主要病症，由此引发的各种并发症如脑卒中、心肌梗死、心力衰竭、慢性肾病等更是让人们谈"高"色变。江苏"组团式"援疆医疗队用通俗易懂的语言给群众讲

解高血压、糖尿病的危害、药物治疗、日常饮食以及自我保健等方面的常识性知识，同时免费发放健康教育手册，并进行现场健康知识咨询，手把手教居民如何正确测量血压。这些活动使居民了解了改善生活方式、减少食盐摄入的重要性，有助于预防、控制高血压、糖尿病。医疗队的专家们还对老年人的身体健康状况进行深入的分析，并从饮食、体育锻炼、药品使用以及情绪控制等各个方面提出了预防此类疾病并发症的具体方法。

医疗队为村民免费测量血压、血糖，提供疾病保健咨询服务，并对糖尿病、冠心病、高血压等慢性疾病的日常护理展开健康宣教，从慢性疾病的保健、康复以及心理疏导等方面进行了详细讲解，将慢性病管理的理念传达给群众，让更多的人掌握专业的护理知识和护理方法，有效预防慢性病，科学护理慢性病。

生动有趣、灵活多样的健康教育形式使群众容易接受，健康教育也就达到了满意效果。医疗队主要采取的宣传方法有口头讲解、书面文字宣传和现场示范。

口头讲解：针对村民们文化水平较低的情况，医疗队使用通俗易懂的口头语言讲解，一次讲解的内容不宜太多，信息量大、烦琐的内容分次反复进行讲解，使抽象的内容变得生动具体。讲解医生态度真诚耐心负责，使口头讲解真正产生实效。

书面文字宣传：发放各类图文并茂的健康教育宣传册，便于村民阅读。

现场示范：由于村民健康知识缺乏，特别是老年患者接受能力差，医疗队现场演示了一些技巧性、技术性的方法如翻身、拍背、有效咳嗽，自我监测血压、血糖，尿糖自测、胰岛素注射剂量等，帮助患者尽快掌握。

三、健康宣教久久为功，增强疾病防治意识

在全面建设健康中国的时代背景下，健康教育对提高全民健康素养有着重要的作用。在经济不发达的偏远地区，健康教育在夯实疾病预防基础、降低卫生成本、提高群众健康水平上有不可替代的作用。

科普教育丰富了民众的急救知识，使他们拥有一定的急救能力，也学习到慢性病管理相关知识，增强了疾病防治意识，从而达到了教育效果。

第四节

送医下乡,转变坐堂行医服务模式

克州位于新疆维吾尔自治区西南部,地跨天山山脉西南部、帕米尔高原东部、昆仑山北坡和塔里木盆地西北缘,自治州北部和西部分别与吉尔吉斯斯坦和塔吉克斯坦两国接壤,边境线长达1195公里;东部与阿克苏地区相连;南部与喀什地区毗邻,全州东西长约500公里、南北宽约140公里,面积7.25万平方公里。

自治州总人口约62万人,其中柯尔克孜族人口约16万人,维吾尔族人口约40万人,汉族人口约4万人,塔吉克族人口约6000人,回族、乌孜别克族、哈萨克族等其他民族人口约1600人。

克州地域较广,人口稀少并且居住区域分散。以克州人民医院驻村的阿克陶县布伦口乡苏巴什村为例,布伦口乡位于县城西南,距县城220公里。面积4114平方公里,人口只有约6000人,其中柯尔克孜族占99.9%。辖区内有布伦口村、苏巴什村、恰克尔艾格勒村、盖孜村、托喀依村5个村。克州人民医院2018年选派工作队到该乡苏巴什村驻村。苏巴什村平均海拔4000米以上,居民有497户,1873人。居民主要以放牧为生,同时承担护边的任务。克州当地牧区和边境地区群众普遍对疾病危害认识不足,也未接受过相关健康教育,能定期为自己测量血压的人几乎没有,只有在感到很不舒服的时候才到乡镇卫生院或县医院治疗。

健康素养是一项综合反映和衡量国家卫生事业发展的重要指标。有调查显示，2018年克州调查人群健康素养水平2.08%，克州农村居民的健康素养水平为0.62%，与2015年新疆城乡居民健康素养平均水平7.5%相比，有很大差距；与2017年全国居民健康素养平均水平14.18%相比，差距更大。健康素养与健康公平高度相关。健康公平是指所有人在身体、精神和社会适应方面都应尽可能地获得平等的机会，以达到良好状态，即不同人群的健康水平基本相似或相等。提高健康公平水平是我国卫生健康事业目前面临的重大挑战之一。横向比较克州调查的结果与全国的监测结果发现，克州的健康素养水平仍处于未发展或低速发展阶段，收入、经济、教育、基础公共服务等严重制约着当地居民健康素养的提升。根据克州的现实情况，江苏医疗人才"组团式"援疆开展了"医疗大巴扎"和"春蕾行动"，将优质的医疗服务送到群众家门口。

一、转变服务模式的主要做法

1.转变服务理念,由坐堂行医到送医下乡

传统的医疗服务模式为医护人员在医院坐诊，患者到医疗机构接受诊疗。但克州地区因受当地的自然环境和群众健康素养等多方面因素影响，传统的坐堂行医模式很难满足群众的健康需要。对于居住在基层村落、边防地区的患者而言，他们不仅得不到优质的医疗服务，甚至连基本的医疗照顾都很难保证。江苏"组团式"医疗援疆队根据这些特点，转变医疗服务理念，除了在克州人民医院坐堂诊疗，还开展"医疗大巴扎"送医下乡活动，主动送医上门为患者服务，使更多的群众受益。

2.加强制度建设,规范义诊行为

2017年第二批"组团式"医疗援疆开展之初，江苏省对口支援新疆克州前方指挥部和克州卫计委共同制订了援疆医疗队基层义诊方案。方案规定援疆医疗大巴扎至少每半个月举行一次，而且是利用周末休息时间，并确定了2017年度全年的义诊计划。义诊方案规定了开展"医疗大巴扎"和"春蕾行动"的主要形式、主要任务等内容，规范了下乡义诊工作。从

2018年开始，江苏援疆医疗队与克州人民医院的医护人员一起，每隔半个月就下乡义诊，并使义诊活动持久有序地开展下去。

3.加强基层服务,扩大支援范围

"医疗大巴扎"将义诊服务送到克州地区医疗最薄弱的乡村，并结合援疆"访惠聚"工作，做好对村民和驻村有关工作队人员的医疗服务。克州边境线长，拥有众多位于高原地区的边防哨所和居民定居点。为做好边防战士和护边群众的医疗服务，援疆"医疗大巴扎"直接开到边防哨所，为守边官兵开展义诊，提供医疗服务。结合跨区域援疆医疗联盟工作的开展，江苏援疆前方指挥部与深圳援疆前方指挥部联系，江苏援克州医疗队与深圳援疆医疗队共同在喀什市塔什库尔干塔吉克自治县开展义诊活动，扩大援疆义诊的范围。

二、转变服务模式的主要成效

1.解决群众看病远的问题

"医疗大巴扎"将医疗援疆专家的医疗服务送到群众的家门口，解决了克州当地群众看病远的问题。对义诊中发现的慢性病和一般疾病的患者，给予健康指导，送医送药，指导基层医疗机构提供医疗服务；对义诊中发现患有"先心病"等较危重疾病的患者，转诊到克州人民医院，纳入"润心计划"等救助项目，由援疆指挥部组织江苏专家前往克州开展救治；把在本地没有条件救治的患者，转诊到江苏省援助医院本部进行治疗。对"医疗大巴扎"诊断、筛选出来的患者，按病情危重程度进行不同处理，包括基层医师定期观察、转诊州级医院治疗、转诊后方医院治疗等多种方式，给克州人民的生命健康提供全方位保障，解决群众看病远的问题。

2.促进援疆医生认识边疆、转变理念

"医疗大巴扎"及"春蕾行动"的开展，让援疆医生真正了解了新疆基层乡村、边防哨所的卫生状况和当地居民的生活状况。首先，他们体会到边疆群众生活和就医的不易，感受到牧民对医学基本知识的缺乏和就医路途的遥远。了解了新疆受援地区与内地医疗水平的差距后，援疆医生们提出具体的建议，以促进医疗队采取有规划有针对性的援助方案。其次，援疆医疗队员心怀增进民族团结的理念，通过为各民族患者实施诊治，与各民族的医护人员及患者交流，增强了对民族团结的理解，并能身体力行。第三，医疗队员们走进边防哨所开展义诊活动，与边防战士和护边群众交流，激发了爱国情怀，更好地理解了新疆社会稳定与长治久安的意义。

3.促进援疆医疗队之间的交流交往

江苏援疆医疗队还联合其他援疆的医疗队开展义诊活动，增加了各援疆团队之间的了解，促进了彼此的交流交往，为开展专业互补和合作打下了良好基础。通过义诊活动进一步了解了兄弟医疗团队的专业构成、优势技术等，通过共同开展区域内医联体建设、人才培养、新技术实施等活动，带动了区域医疗服务能力的提升。如江苏援疆医疗队与深圳援疆医疗队联合开展义诊，建立援疆医疗联盟，加强了基于援疆的区域医疗合作。通过义诊活动，也促进了不同地区、不同层级的援疆医疗队和医疗人员的联系，起到"1+1>2"的良好效果。

第七章
助力发展柯尔克孜民族医药

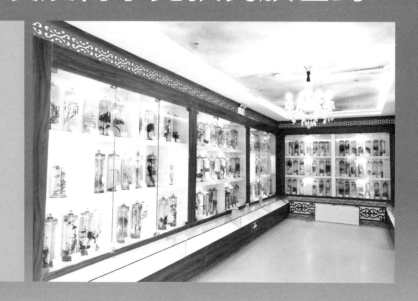

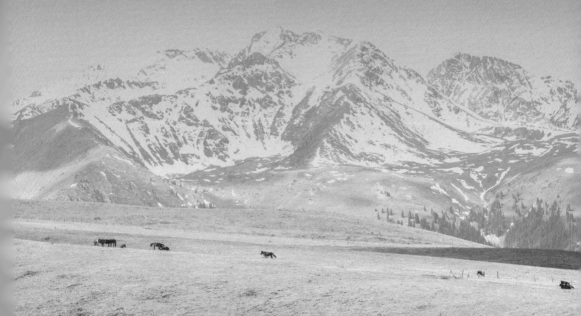

第一节

柯医馆的建设

一、柯医内涵丰富，发展意义重大

（一）柯医药是中医药的重要组成部分

柯尔克孜族是克州的主体民族，是一个历史悠久的民族。从古至今，柯尔克孜族都是马背上的游牧民族，有着守边民族的美称。柯尔克孜人世代居住在平均海拔3000米以上的寒冷高原。柯尔克孜民族医药是柯尔克孜族人民以自己特有的勤劳和智慧传承下来的民族医药瑰宝，具有鲜明的民族特色和独特的理论体系，有着十分丰富、精深的内涵。据《新唐书》记载：古柯尔克孜族民间常用野生植物、动物、矿物质等作为药物进行饮食疗法及诊治疾病的治疗手段。世界非物质文化类遗产《玛纳斯》史诗中，有英雄玛纳斯之妻(神医)为伤者治病疗伤的记载。著名历史学家托勒克•托列汗的《柯尔克孜族散吉拉》（柯尔克孜族史话）一书中记载，柯尔克孜族民间医药历史可溯源至两千多年前。柯尔克孜传统医学治疗方法主要以黟耶自仆（内治法）、赛白仆（外治法）、灭叠提（辅助疗法）3种方法为主。柯尔克孜族人民在与疾病做斗争过程中，为柯尔克孜民族医药发展积累了宝贵的经验，是我国中医药的重要组成部分。

（二）柯尔克孜民族医药的发展现状不容乐观

柯尔克孜民族医药有医疗技术和药物实践经验，但无文字史料记载，虽在用药方面保留了本民族的特色，但无完整的理论体系。由于语言文字障碍、人才匮乏、科研能力弱等多种因素的影响，柯尔克孜民族医药的发展现状不容乐观，主要表现在以下几个方面：①柯尔克孜民族医药文献匮乏。虽然近20年来国家加强了对柯尔克孜民族医药的挖掘、整理，同时收集了部分重要民间验方，如：汗奥如验方、排毒汤剂、消炎三粉、三种子散粉等，但仍有大量的民间验方等没有文字记录，需要更深入的挖掘与整理。②柯尔克孜民族医药医疗人才稀缺。据不完全统计，目前从业人员仅有100余名，多为民间医生。③柯尔克孜民族医药无固定的规范化的医疗机构，执业方式多为民间医生游走行医。④对药用植物开发保护不够，药用植物生长环境恶劣。克州位于我国西部边陲，地形以山区为主，干旱少雨，自然条件恶劣，导致了药用植被生长受阻，生长期短、植株发育矮小。⑤柯尔克孜民族医药没有形成产业，未得到开发。

基于以上因素，加之理论知识欠缺、有关部门对民族医疗重视程度不够、当地经济水平落后、相关技术缺乏等原因，柯尔克孜民族医药产业没有得到有效发展。

（三）国家积极鼓励提升边疆贫困地区民族医药发展水平

1984年全国第一次民族医药卫生工作会议召开，会议强调了民族医药是我国医药学宝库的重要组成部分，是民族文化的一个重要方面，要"继承发展民族医药，建设具有我国特色的社会主义的民族医药卫生事业"，要进一步认识民族医药在社会主义卫生事业中的地位和作用，在辽阔的少数民族地区，民族医药仍然占相当大的优势，说明民族医药是经得起实践的检验，是有强大生命力的，是少数民族人民群众所需要和欢迎的。

2018年8月，国家中医药管理局等13个部门联合印发《关于加强新时代少数民族医药工作的若干意见》，明确提出少数民族医院发展的七方面重点内容，包括提高少数民族医药的医疗服务能力，大力发展少数民族医药养生保健服务，加强少数民族医药人才队伍建设，扎实推进少数民族医药传承与创新，推动少数民族医药产业发展，大力弘扬少数民族医药文化和积极推动少数民族医药海外发展。

《关于实施健康扶贫工程的指导意见》（国卫财务发〔2016〕26号）明确提出了实施健康扶贫工程的总体要求、目标任务和保障措施，强调加强贫困地区医疗卫生服务体系建设，要求积极提升贫困地区中医药（含民族医药）发展水平，充分发挥中医药预防保健特色优势，通过加强中医药设备配置和人员配置等举措提高贫困地区医疗卫生服务能力。

（四）柯尔克孜民族医药有其独特优势

柯尔克孜民族医药是中华民族医药重要的组成部分。民族医药在临床上对于慢性病的预防和治疗具有明显优势，同时，民族医药主要以植物药物为主，价格相对低廉，可减轻患者经济负担。

民族医药在慢性病的治疗方面具有独特优势。慢性病是因病致贫的原因之一，加大对贫困地区慢性病的防控和治疗是提高贫困地区贫困人口健康水平的重要举措。高血压病是慢性病中最常见的疾病之一，因饮食习惯等原因，在克州发病率极高。柯尔克孜民间验方"汗奥如方"有上百年临床应用史，具有降低高血压、降低高血脂的功效。有文献记载了柯尔克孜民间医生对慢性呼吸道疾病、风湿性关节病的治疗。由于克州贫困地区主要以游牧民为主，加之克州多山、海拔较高，寒湿之气较重，风湿性疾病在

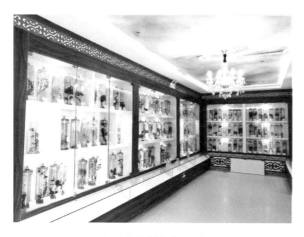

柯医药药材标本陈列

克州是常见病之一。风湿性疾病患者不仅会因病致贫，还会丧失劳动能力。柯尔克孜民间医生采用当地的药物，根据临床需要，用洗浴、外敷、熏蒸、掩埋、放血、拔罐、裹皮、蜂蜇等方法治疗风湿病很有优势。

（五）发展柯尔克孜民族医药，助力健康扶贫

我国贫困地区多分布在西部多山偏远、自然环境恶劣的地区，同时，我国的少数民族医院也主要集中在西部地区，且主要集中在经济欠发达农牧区，更多的是服务于农村的。

对民族医药应当采取积极扶植措施，要去发掘它、整理它、提高它、发展它，积极探索新时代民族医药振兴发展的新思路、新途径、新对策，为推动民族医药振兴发展，助力"健康中国"建设发挥重要作用。以落实克州健康扶贫为目的，从国家的政策要求以及民族医药的优势特点来看，发展柯尔克孜民族医药是非常必要的。

二、调动后方资源，创建柯医馆

为促进柯尔克孜民族医药事业全面、协调、可持续发展，更好地为人民健康服务，有效促进和推动柯尔克孜族医药学发展建设力度，加快发展步伐，在克州党委和政府的支持下，江苏省"组团式"援疆团队决定调动后方资源创建柯尔克孜民族医药研究院（简称"柯医馆"），为柯尔克孜民族医药的科学发展搭建平台。

在决定创建柯医馆之前，江苏省"组团式"医疗援疆团队进行了实地调研，并从克州人民医院抽调1名中医专业医师，招聘了两名哈萨克医学医师，做好了前期筹备工作。江苏省第二批"组团式"医疗援疆团队队长、克州人民医院院长多次组织专业人员走基层、访民医、寻验方、找医术。到乌恰县调研考察时参观了乌恰县民间医生自制的熏蒸房，到乌恰县黑孜苇乡卫生院、膘尔托阔依乡卫生院及民间医生家中进行实地考察，认真听取民族医药负责人及民间专家、学者代表的介绍，积极推进柯尔克孜民族医药项目建设，对临床工作开展情况以及取得的成果进行深入了解。

在启动柯医馆建设前多次召开设计讨论会，制定设计方案，并邀请江

苏省的著名建筑设计师对柯医馆建设和规划出谋划策，积极筹备柯尔克孜族民族医药展览馆装修工程。柯医馆建于克州人民医院门急诊综合楼一楼东侧，面积约500平方米，所有资金均来源于江苏援疆资金。

在自治州州委、人民政府、克州卫建委的大力支持下，在江苏省援疆资金的倾力支持、后方8家医院的帮扶下，柯尔克孜民族医药研究院于2018年7月10日正式开工，2018年9月4日竣工，用时57天。施工期间严格执行《江苏省对口支援新疆克州援建工程项目实施方案》《江苏省对口援建项目审批工作专题会议纪要》和《江苏省对口支援新疆克州援建资金管理实施方案》《江苏省对口支援新疆克州州直援建工程项目实施细则》等有关规定、条例。

2018年8月，克州人民政府和江苏省临床医学研究院共同创建了柯尔克孜民族医药研究院。柯尔克孜民族医药研究院依托江苏省临床医学研究院各项资源优势，努力完善柯尔克孜医疗理论体系，建立柯尔克孜临床科室，成立柯尔克孜民族医药院内制剂制作中心，建设柯尔克孜医药展览馆。在临床、科研、教学等方面深入合作，到2020年初步建成相对健全的柯尔克孜民族医药及医疗服务体系，将其打造成具有本地特色的医疗服务中心，以推进柯尔克孜民族医药的挖掘、研究和保护。同时成立了柯尔克孜民族医药研究团队，深入发掘柯医文化，进一步将克州柯尔克孜民族医药发扬光大，让历史悠久的柯尔克孜民族医药得以传承。

三、展示柯医文化，加强保护宣传

柯医馆除了内设中医科、消化科、妇科等6个专科专家门诊外，同时设有柯尔克孜民族医药展览馆。展览馆从各个层面展示了柯尔克孜民族医药文化，设置了8面文化展示墙。

1.传统就医场所

柯尔克孜民族医药最初的诊所是白毡房，建造材料多采用对身体无害的、具有防治病虫、抗病毒等功效的天然植物柳木、桦木、楸木，毡房下半部分为圆形，上半部分为塔形，象征着白雪和绵延起伏的山峰。这样的毡房本身就有一定的保健作用。

2.收集整理的医用器具

索克、磨盘等是用来捣药、磨药、捏药的外治法的器具；三腿鼎、融化器等器具是用来融化矿物药的，民间没有这些用具，就常常用铁锅、铜锅、铜壶代替；还有用于放血疗法的针具、刀具；石头、银币、铜手镯子、纽扣等器具是用来摩擦局部刮痧的。

3.医用收纳

医用收纳所使用的医药布袋通常分为3、5、7、9格，用来储存常用药物及外用器具，用来放置衣物和大型医疗器具的布袋则要大些。

4.药用植物标本

展馆共展示了170个浸渍植物标本、230个压制植物标本和30个风干植物标本。

5.展示了《玛纳斯》四部曲著作及民间的医学故事油画，充分展示了柯尔克孜医药文化

柯尔克孜民族医药展览馆从2018年建成至今，参观者达40余万人次。参观人员中有来自江苏省的领导、专家团队，有自治区的领导、专家及疆内同行，也有来克州人民医院就诊的患者及其家属。如此，越来越多的人对柯尔克孜民族医药有了一定的认识和了解，民族医药专业学者、专家、医药卫生工作者以此作为学习、实践、交流的良好平台。柯尔克孜民族医药展览馆已经成为宣传、保护和传承柯医文化的重要阵地。

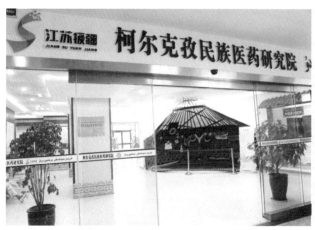

柯尔克孜民族医药研究院

第二节

柯尔克孜民族药物发展

一、实地考察鉴定，保护药材资源

柯尔克孜药材资源丰富，对药用植物的考察、标本制作和保存技术也是发展民族医药的关键因素，其中，药用植物种属鉴定是民族医药发展最基本的研究。鉴于此，江苏"组团式"医疗援疆专家团队积极组建柯尔克孜民族医药"野外标本收集小组"，深入克州三县一市28个乡村，对克州药用植物进行了初步实地考察，收集药物标本，并聘请一名留学国外的植物学在读博士为考察期间的技术顾问，指导制作浸渍及压制标本。

克州地理环境特殊，气候变化无常，山路险峻难行，考察人员易产生高山反应，"野外标本收集小组"的克州野

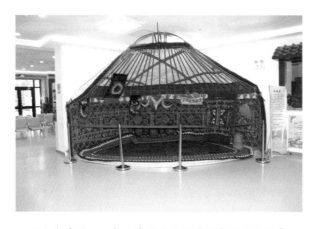

网红打卡地——柯尔克孜民族医药研究院的白毡房

生药用植物初步考察就遇到了许多困难。比如有些地方车不能开上去，需步行；高海拔导致采集小组人员走两步便气喘，胸口发闷；山区还会突然降雪、下冰雹，让人躲避不及且无处藏身；山高路陡，脚下打滑，行走艰难、危险，需护边员帮助。

但就是在这样恶劣的条件下，"野外标本收集小组"克服重重困难，利用90天时间对克州三县一市范围内的药用植物进行了初步调查，并完成了药用植物的初步采集、整理、制作、鉴定、翻译工作。共收集了276种药用植物，经鉴定共有46科、160余属，其中菊科54种，占18%；豆科26种，占9%；还有伞形科、蔷薇科、蓼科、十字花科、龙胆科等。其中克州乌恰特有种矮沙冬青，是国家一级保护植物，其种子富含油脂，其中亚油酸含量高达87%以上，有祛风除湿、舒筋散瘀的功效，是集生态效益和经济效益于一体的优良固沙植物物种。大家熟知的有白灵芝美誉的阿魏菇就是寄生在阿魏根茎上的菌类，也是乌恰所特有，具有消炎、杀虫、解毒、降血糖、防癌作用。除此之外，还有分布在新疆阿勒泰地区的特有植物异叶青兰（*Dracocephalum heterophyllum Benth*）、喜马拉雅山脉植物区系的植物冰河雪兔子（*Saussurea glacialis Herd*）、昆仑山脉的植物倾卧兔耳草（*Lagotis decumbens Bupr*）等。这些药用植物的种属鉴定填补了克州本地药用植物研究的空白。

考察队在对采集到的药用植物进行鉴定的同时也将其制作成了标本，共制作了170个浸渍植物标本、230个压制植物标本和30个风干植物标本。制作1个药用植物浸渍标本从采摘到封口需20天、11道工序，封口有4道工序；制作1个压制标本从采摘到装框需8道工序、15天左右。将制成的植物标本陈列于柯医药展览馆内，不仅使克州广大群众对自己的民族医药有了认识和了解，也提高了当地群众自觉保护生态环境的意识。

考察队在采集并制作药用植物标本的过程中，总结出了适合干旱地区（克州地区）采集药用植物和压制标本的经验，这为药用植物的种属鉴定研究打下了良好的基础。药用植物的保护和研究是柯尔克孜民族医药发展的基础。考察队在采集药物的同时还对药用植物进行了野外调查，这为今后更好地保护和开发克州药用植物提供了依据。

2018年，在"组团式"援疆项目"克州道地野生药用植物初步调查"及参与全国第四次中医药资源普查的过程中，专家们分析出了克州药用植物生长发育受阻的原因。

（1）克州位于我国西部边陲，地形以山区为主，气候干旱少雨，自然条件的恶劣性，导致了药用植物生长受阻，生长期短、植株发育矮小。

（2）由于对中草药的乱采乱挖，导致草原退化与贫瘠，不仅严重破坏了克州生态自然环境平衡，还使许多柯尔克孜民族常用的道地药材濒临灭绝，不利于柯尔克孜医药的进一步发展

由于新疆具有环境污染少、光照时间长等优势，为植物的生长创造了独特的自然条件，因此新疆本土栽培的药用植物在国内外都很受欢迎。为了坚定不移地贯彻执行创新、协调、绿色、开放、共享的发展理念，贯彻执行节约资源和保护环境的基本国策，树立和践行习总书记在重要讲话中指出的"绿水青山就是金山银山"的理念，必须积极建设克州特色中草药研发保护中心。

二、成立柯医馆，开展验方研究

要使柯尔克孜民族医药长久发展，除了总结临床经验外，还需要开展对药物的实验室研究。在柯医馆成立之前，从未开展过对柯医药物的实验室研究。柯医馆成立之后，重在对柯尔克孜民族医药的科学研究，积极开展克州中草药植物的鉴定和开发、民间验方的收集整理、临床研究设计和转化等工作。

2018年在援疆专家的带领下，在后方资源的支持和协作下，柯医馆成功申报了"柯尔克孜'汗奥如方'的药效物质与功效评价研究"科研项目。此科研项目由受援医院和支援医院协作开展。受援医院完成组方药材基源鉴定研究，并提供足够样品量供药效及物质基础研究。支援医院完成组方提取物方法学研究和主要药效物质基础研究，并在动物模型上开展组方提取物的药效评价研究。

"柯尔克孜'汗奥如方'的药效物质与功效评价研究"科研项目的开展，也为后续柯尔克孜民族医药的验方研究在技术上给予了大力支持。柯

尔克孜民族医药研究团队通过总结柯尔克孜民族医药的挖掘、整理工作，组织相关医学人才广泛深入到牧区收集柯尔克孜医药基本理论和治病方法，整理撰写了多篇文章参加了"玛纳斯及柯尔克孜民族医药研讨会"，并发表于《中国民族医药杂志》。同时积极申报科研项目：一项国家中医药管理局专项资金资助项目"柯尔克孜族医药收集整理研究"；一项克孜勒苏柯尔克孜自治州科研项目。研究的发展，使本地柯尔克孜民族医药工作者在科研方面得到了快速成长，这为柯尔克孜民族医药长久持续的发展奠定了基础。

三、推进多剂型研究，进行成药开发

2018年，在援疆团队的帮助协调下，柯尔克孜民族医药成药的开发得到了南京医科大学、江苏省人民医院和中国科学院昆明动物研究所相关部门的支持。克州人民医院柯医研究团队参观学习了克州维吾尔医院的药物制剂室，正式规划建设柯医药的制剂中心，并于2019年将11个验方送至援疆后方进行研究。这11个验方是：①汗奥如汤剂。适应证：高血压、高血脂、动脉硬化等。②排毒汤剂。适应证：肝炎、肝硬化、高血压、高血脂、动脉硬化、胆囊炎等。③胃肠散粉。适应证：胃炎、肠炎、腹泻等。④消炎散粉。适应证：扁桃体炎、口腔炎、胃肠炎腹泻等。⑤利胆汤。适应证：肝炎、肝硬化、身体虚弱。⑥三种子散粉。适应证：身体虚弱、肾结石、尿路结石等。⑦单方薄孜纳气药茶（口服液）。可制香囊或精油预防感冒、高原反应等。⑧薄荷茶。功效：降压、消炎、利胆、消食开胃、利尿、止咳，多用于高血压、消化不良、咳嗽，右胁肋部疼痛。⑨野西瓜。功效主治：活血化瘀、消肿止痛，多用于颈椎病、腰椎病、类风湿、痛风等颈肩腰腿疼患者。可泡酒外用，其方法是，选1千克野西瓜泡入5千克酒精含量52%的酒中，浸泡7天后取适量涂抹患处；将适量野西瓜碾碎用蛋清或者黄酒搅匀，涂抹患处封包外用，时间约15~30分钟，患处有热感或稍微蜇的感觉即可去除；野西瓜叶捣碎外敷，对痛风有一定止痛效果。⑩养发护发秘方。每次取15克，泡入50毫升温水中发酵12小时后用，民间多用于洗发，洗发后涂抹可起到定型、养发、护发作用。⑪沙枣胶。

此为骨折外用方。以上 11 个验方包括了散、膏、酒、茶、胶、口服液等多种剂型。

成药相对于传统的汤剂来说更加方便，利于携带，而且省去了汤剂煎煮的过程，能够应急使用，也减少了异味和苦味。因此，开发柯医的成药对于柯医药的发展意义重大，如若将治疗效果明显的验方制成使用方便的成药，会大大提高柯医药的使用率，同时也更有益于患者。

四、创建种植基地，助力健康扶贫

在国家政策的鼓励和支持下，全国大部分地区开展了中草药种植。中草药种植不仅可以提高药物的质量，还可以为种植户尤其是贫困户提供经济收入的来源，是实现精准扶贫的重要途径之一。柯尔克孜民族医药研究团队考察克州地区野生药用植物分布情况后发现，克州三县一市部分草药大面积分布，未被破坏；但也有部分根、茎入药的多年生野生药物濒临灭绝，如沙冬青、麻黄、锦鸡儿、荆芥、高原紫草等。为保护生态环境，开发药物资源，必须建设柯医药的种植基地。柯医研究团队组织了对克州三县一市的草药种植基地的调研，最终在乌恰县选择了 300 亩土地作为种植基地，并在专家的指导下选择了适合当地种植的药材。由于克州日照时间长、干旱少雨、土壤含铅量小等特有的自然环境，使克州生产的药材与其他各地有所不同，因而更有优势。因此，需要加强克州药材的品牌建设。

克州人民医院计划利用院内绿化地带约 3000 平方米，栽培当地具有药用价值及观赏价值的药用植物，"实现标本在展览馆中，活体就在园中"的目标，传承柯医药文化，促进柯医药的持续发展。

推广中药材种植产业也是精准扶贫的途径之一，中草药种植区的贫困户可通过中草药种植来提高自身"造血"能力。因此，从经济效益方面看，300 亩种植基地可以解决部分贫困户的就业问题，生产的药物可以直接销售至克州人民医院中草药房，同时还可以销售至国内外各地。这样也给种植户带来了经济效益，为克州的精准扶贫提供了新途径。从长远来看，这个产业必然会带来社会效益，带动当地经济发展。

第三节

柯尔克孜民族医学发展

柯尔克孜民族医学（简称"柯医"）虽然还未列入中国民族医药的名录，但是柯尔克孜民族医学在治疗手法和用药上具有显著的民族特色，具有两千年的悠久历史。只是其受到经济、语言文字等多种因素影响，未能得到很好地继承和发展。江苏省"组团式"医疗援疆团队经过充分调研后，从柯医科的建设、柯医人才培养和传承柯医好疗法等方面，对发展柯尔克孜民族医学做出了详细严谨的规划，并在逐步实施。

一、规范柯医科建设

柯医要想得到发展，必须要有更高的平台。在2017年8月以前，全州唯一的一个柯尔克孜医学科设在克州维吾

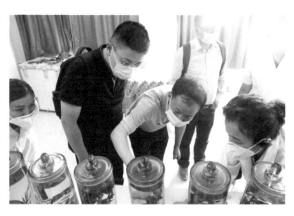

标本制作期探讨研究

尔医院，而克州人民医院作为克州地区唯一的一所三级甲等医院，却没有柯医专科。在江苏"组团式"医疗援疆团队的积极推动下，克州维吾尔医院柯尔克孜医学科移交给了克州人民医院，医院成立柯尔克孜医学科（简称柯医科）。

由于目前没有柯尔克孜医学专业，而柯尔克孜民族医药也是中医药不可分割的一部分，所以克州人民医院选出1名高年资中医医师担任柯医科负责人，从外院招聘高年资中医医师1名，另招聘了两名哈萨克医学医师、1名中西医结合专业医师、1名植物学在读博士、1名药学研究生共同组成了柯医科。

在基础设施方面，柯尔克孜民族医药研究院内设有柯尔克孜民族药房、4个柯医诊室和两个柯医特色治疗室，为患者提供了较好的就医场所，大大改善了传统柯医的诊疗环境，提升了医疗服务能力，变传统柯医的游方医疗为正规医院、正规医生的集中诊治，使柯尔克孜医药的特殊疗法在这里被继承和保护，使更多的患者受益于柯尔克孜传统医药。

柯医馆积极组织收集民间医师验方和自古口耳相传的柯尔克孜医治疗技术、方药进行筛选和科学论证，以真实、可靠的实验数据支撑柯医药发展，将科研成果转化为临床诊疗标准规范。

二、传承柯医好疗法

柯尔克孜族在多发病和频发病的病种方面也具有明显的地域特征。由于柯尔克孜族人多是游牧民或半游牧民，他们在饮食、居所、交通、宗教信仰、生活方式等方面有其独特的文化。柯尔克孜族在饮食方面肉和乳制品占主要地位，一日三餐均离不开肉和乳制品，容易导致肥胖，而肥胖是心血管疾病的致病因素。柯尔克孜族生活的地区多是海拔2500~4500米的高寒山区，加之居所多为毛毡房，因此容易引发骨关节疾病；寒冷、放牧、蹲位劳作、跪坐可能是导致柯尔克孜族膝关节骨关节炎多发的主要因素，同时风湿病发病率也较高。柯尔克孜族人特别喜欢猎鹰，猎鹰是一项骑在马背上的户外活动，而骑马也是柯尔克孜族人的主要出行方式，骑手们往往安全意识淡薄，因此容易造成摔伤和骨折以及椎间盘突出。在长期的治疗实践中，民间柯医掌握了正骨、推拿、裹皮治疗、放血治疗等特殊治疗方法，多采用5色石头、牛角以及木、陶、铁、铜制品来治疗疾病。

柯尔克孜医药有着2000多年的历史，有着多种经方、验方，以祖传、师传等传统形式口口相传至今，其中不乏独特诊治手法，临床疗效显著。但是柯尔克孜医药需要传承、发展，需要向现代医学科学形态转变。要在柯尔克孜医药学原有工作基础上，对流传失散在民间的验方、独特的治疗技术、临床经验、柯尔克孜民族医学药材的分布状况等进行进一步的、系统规范的科学研究和整理。深入开展柯尔克孜医药学基础理论研究，认真总结柯尔克孜医药诊治优势病种经验，将会为临床治疗提供科学、安全、有效的依据。

目前克州柯尔克孜民族医药研究院里设有两个柯医特色治疗室，开设了推拿、针灸、拔火罐、足浴等特色治疗。柯医发展将以"崇尚天然、回归自然"为战略目标，借助江苏省"组团式"医疗援疆援克州的大好机遇，借鉴江苏省中医院成熟的经验，按照"打基础、建机制、谋长远、见成效"的总体要求，将柯尔克孜医药普及和"预防、保健、养生、治疗、康复"一体化的医疗模式及科学研究相结合，为当地群众提供"简便验廉"的医疗保健服务；要进一步提高柯尔克孜医学在新疆和全国的知名度，使柯尔克孜医药成为新疆丝绸之路经济带核心区建设行动计划中一个新的亮点，并促进柯医的进一步发展。

三、多途径培养柯医人才

人才梯队建设和人才培养是提升医疗服务能力的重要因素。目前柯医药的发展后继乏人，主要表现在：①传承人老龄化现象严重，高龄化现象突出；②代际传承困难，大部分年轻人不愿学习民族医学；③民间医者因资质原因无法开展民间医疗活动而逐渐放弃对柯医的传承；④柯医学尚未进入国家民族医药学认证名录，无柯尔克孜医药院校或专业，柯医药学师承教育和继续教育尚未开展，柯医药后备人才严重匮乏。

目前，可通过吸纳中医学及中西医临床医学相关专业方向的人才，通过培训学习柯医药知识。师承是民族医药培养人才的重要途径，但是柯医从事者多为民间医师，因此，积极完成民间医师资质认定工作是关键举措。可以根据《新疆维吾尔自治区中医医术确有专长人员医师资格考核注册管理实施细则（暂行）》，结合柯尔克孜医学的实际情况，努力推动柯医师确有专长者参加资历审核认定及相关考试，力争柯医师中的确有专长者取得相应医师资质；逐步建立和完善柯医药从业人员职业准入制度，进一步推动师承培训和教育工作，激励民间医师的工作积极性，推广柯尔克孜医学的临床应用。

根据柯尔克孜医学发展需要，"组团"医疗队制订了柯尔克孜民族医药的三年人才培养计划：①加强柯医药医疗卫生人才队伍的建设，促进各层次技术人员的培训。柯医药从业人员参与到柯医药的保护、传承、发展工作中，进一步大力培养基层柯尔克孜民族医药服务人才。②加强柯医药岗位设置与人员培训，推行以聘用制度和岗位管理制度为主要内容的制度改革，积极参与中医类别人才培养计划，造就新一代柯医药学科带头人，为柯医药人才队伍建设提供制度保障。③成立博士后工作站，吸引研究柯尔克孜文学、植物学等领域的博士，完善柯尔克孜医药基础理论、柯药学研究、柯医产品研发；利用博士后工作站，加强柯医药人才研修工作，完善基础理论研究，推进柯医药科研实验的工作。④健全人事管理制度，分解任务，强化责任，逐步开展各项工作，以现代技术为手段，实现传统民族医学的技术、理论、继承的创新。

柯尔克孜民族医药的三年人才培养计划中对柯医药的人才培养方向也做出了规划：①临床医疗人员计划：临床医师2名、专业治疗技术人员2名（针推专业）、足浴技师2名。②植物组织培养实验室人员计划：招收培养实验员24名。③柯医药基础科研人员计划：招收培养基础研究人员4名，从事柯医药制剂人员4名。④中药资源开发与利用人员计划：2~4名。

人才培养应因地制宜，多渠道、多途径培养人才，加强柯医药人才研修工作，加快技能型人才培养，加强柯医药岗位设置与人员培训，推行以聘用制度和岗位管理制度为主要内容的制度改革，积极参与中医类别人才培养计划，造就新一代柯医药学科带头人，为柯医药人才队伍建设提供制度保障；健全人事管理制度，实现传统民族医学的技术创新、理论创新、继承创新。

第四节

《玛纳斯》与柯尔克孜医学故事

一、史诗《玛纳斯》

史诗《玛纳斯》，是新疆克孜勒苏柯尔克孜自治州地方传统民间文学，国家级非物质文化遗产之一。《玛纳斯》描写了英雄玛纳斯及其7代子孙前仆后继、率领柯尔克孜人民与外来侵略者和各种邪恶势力进行斗争的事迹，体现了柯尔克孜人顽强不屈的民族性格和团结一致、奋发进取的民族精神。

2006年5月20日，《玛纳斯》经中华人民共和国国务院批准列入第一批国家级非物质文化遗产名录。2009年9月28日，《玛纳斯》入选联合国教科文组织"人类非物质文化遗产代表作名录"。

《玛纳斯》诞生于公元9—10世纪，在流传过程中，经过不同时代的柯尔克孜族歌手们的琢磨与提炼，变得更加丰满和富有传奇色彩。《玛纳斯》在16世纪已开始流传，千百年来，一直以口耳传承。民间歌手在这部史诗的创作与传承中发挥了重要作用。

玛纳斯是柯尔克孜族传说中著名的英雄和领袖，他是力量、勇气和智慧的化身。史诗《玛纳斯》有广义和狭义之别，广义的《玛纳斯》包括玛纳斯及其7代子孙的故事，因此分为8部，每部都以主人公的名字命名。每一部独立成章，叙述一代英雄的故事；各部又互相衔接，构成一个完整的体系。狭义的《玛纳斯》则专指第一部，在8部史诗中，它篇幅最长，艺术上也最为成熟，描写了玛纳斯非凡的一生。《玛纳斯》以口头形式流传，是由民间艺人演唱的韵文史诗，具有民间文学和民间曲艺双重属性。

二、《玛纳斯》中的医学故事

《玛纳斯》不仅是一部英雄史诗，也是研究柯尔克孜族的历史、地理、生活习惯、宗教信仰、社会经济、家庭婚姻、音乐美术、语言文字等的一部大百科全书，其中还记载了很多柯尔克孜民族医学独特的治疗手段和用药知识。

《玛纳斯》第一部主要记载了玛纳斯神奇的出生及其率领柯尔克孜人民反侵略的斗争。玛纳斯娶卡拉汗之女卡妮凯为妻，卡妮凯是他的贤内助与高参，卡妮凯使用努什良药，剔除伤口感染皮肉，使伤势严重的玛纳斯重新站了起来。

《卡纳斯》第二部《赛麦台依》主要讲述玛纳斯的儿子、英雄赛麦台依为父报仇、家族内讧及赛麦台依与美丽姑娘阿依曲莱克之间曲折动人的爱情故事。赛麦台依双目失明，双耳失聪，舌头僵硬，其母亲用乳汁涂抹他的眼睛和耳朵，用男人的胡须刮他的舌头，塞麦台依得以恢复。

塞麦台依与妻子阿依曲莱克有一段动人的爱情故事。赛麦台依为营救妻子阿依曲莱克，率领勇士们与敌人展开血战，并把敌人打退之后，却因其心腹的背叛而被敌人杀死。已有身孕的阿依曲莱克为了躲避叛徒暗害赛麦台依的遗腹子，服用各种草药把胎儿在肚子里隐藏了3年后才生下来。

在《玛纳斯》中还记载有神医莫明江移植尺寸相等的骆驼肩胛软骨到受伤的勇士身上，再用黄狗的软骨压好缝隙，让其口服、外用各种草药，并用马皮裹皮治疗等方法将勇士的肩胛骨治愈，使他重返战场的故事。

三、柯尔克孜的裹皮疗法

裹皮治疗法是柯尔克孜族民间自古以来使用的治疗方法之一，多采用绵羊皮、山羊皮、野山羊、羚羊皮、狗皮、旱獭皮、牦牛皮、马皮、骆驼皮等，不同疾病选用不同动物的皮进行裹皮治疗。柯医裹皮疗法的主要操作过程为：先把适宜的羊肉放入多于其两倍的水中煮，将煮熟过程中溢出的汤汁均匀涂擦在准备使用的新鲜动物皮上，然后把皮放在暖和的地方，待人们吃完羊肉喝光羊汤后，再把备好的动物皮折叠后捶打30分钟左右，然后让伤者露出需要治疗的部位，把动物皮覆盖其上，再把外面裹紧，动物皮自然就黏在人的皮肤上。大约1~4小时后，动物皮会慢慢地松弛，这时候把它解开，就完成治疗。治疗过程中要求接受治疗者保暖，避免受凉，绝不能外出。

裹皮疗法主要用于治疗肺病、胸膜炎、寒证引起的腰腿痛、风湿性关节炎、类风湿性关节炎、各种原因引起的肌肉酸痛、骨关节痛、关节积液、关节炎、坐骨神经痛、女性白带多、月经不调、小腹部疼痛、身体虚弱、骨质疏松、骨质增生等疾病。

2019年9月17日，国家主席习近平签署主席令，授予克州乌恰县吉根乡柯尔克孜族护边员布茹玛汗·毛勒朵"人民楷模"的国家荣誉称号。布茹玛汗·毛勒朵就曾使用柯尔克孜民族医药的裹皮疗法为守边官兵疗伤。

1999年7月28日，浙江籍战士罗齐辉巡逻中碰上雨雪天气，他的双腿被严重冻伤，人从马背上栽了下来，顿时不省人事。小罗战士被抬进毡房后，布茹玛汗大妈心疼得直掉眼泪。凭着几十年在高寒山区生活的经验，布茹玛汗很清楚，若不及时救治，这个年轻战士可能再也站不起来了。她迅速把小战士的双脚揣在自己的怀里暖着，让她儿子麦尔干杀羊取热血（柯尔克孜民间有着热羊血治疗冻伤的土法子）。大妈用双手蘸着羊血在战士的腿上仔细地揉搓着，全然不顾脸上和衣裙上溅满了点点片片的羊血。当感觉到小战士的脚慢慢由凉变温进而变热后，她又让儿子拿来羊皮裹在上面，一面抱起双腿上下活动，一面继续不停用手滚搓。经过一个多小时的紧张施救，战士的脚开始恢复知觉，人也清醒了过来，他得救了！布茹玛汗大妈救治冻伤战士的义举，至今仍让已经退伍且事业有成的罗齐辉感动不已。

柯尔克孜民族医药为柯尔克孜族的生存和发展、为守卫边疆做出了巨大的贡献，是不可埋没的重要文化和医学宝库，我们学医之人有责任、有义务积极挖掘并传承柯尔克孜民族医药，并将其发扬光大。

第八章

建立南京医科大学附属
克州人民医院

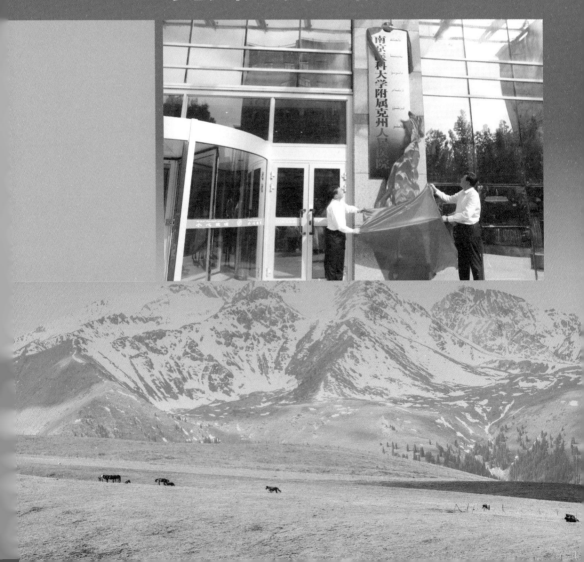

第一节

攀"高枝"补短板,提升医院综合实力

一、卫生资源储备不足,急需改变现有模式

克州地处边疆,医疗卫生事业落后,各种资源匮乏,医疗水平相对较低。克州人民医院是克州地区唯一的一所三级甲等综合医院,保障当地各族群众身体健康和生命安全的任务繁重,责任重大。长期以来,人民群众日益增长的卫生保健需求和落后的医院诊疗服务水平形成了巨大的差距。首先,人力资源配备不足,高层次人才缺乏,导致学科建设、技术进步、人才培养等方面处于劣势,引才、育才、留才的氛围不浓,陷入招人难、培养人难、留人也难的恶性循环。其次,受限于知识水平和硬件条件限制,大多数人对于科研的认识不足,科研思维和科研能力不

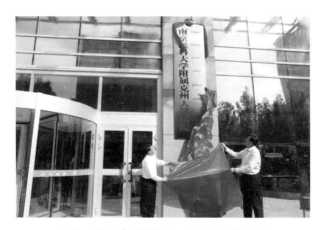

南京医科大学附属克州人民医院揭牌仪式

足，不知如何做科研，如何从临床工作中发现科研课题，与当地医疗保健工作相关的重大项目和高质量的科研产出几乎为零，医疗科技的创新、创造以及转化发展缓慢。再次，克州没有本科及本科以上的医学高等院校，仅有一所克州职业技术学院，生源为初中毕业生，主要是培养护理和康复专业的专科医疗卫生人才，培养专业面狭窄，培养的人才学历层次低。

二、建设高校附属医院，"弯道超车"实现跨越式发展

附属医院是指高等院校附设的担负医学教学和科研任务的医院，这样的附属医院一般都是处于整个地区医疗水平的前列，处于实践、学习、研究、突破又转向实践的循环之中。多年来，大学与附属医院合作，培养了一大批高素质的医学人才，实现了教学相长的目的。医院发展必以科技创新和人员能力提升为依托，而附属医院立足大学处于前沿的技术优势、与其他学科交叉融合的模式优势，现代大数据及网络信息技术的平台优势，转化医学研究体系的组织和人才优势等，是"弯道超车"实现跨越式发展的最佳平台。

对口支援新疆是为了实现新疆的社会稳定和长治久安，促进其经济增长，提高人民的幸福指数，最终实现各民族同胞的共同富裕，促进民族大团结。这个过程是从"输血"到"造血"的过程。第九批"组团式"医疗援疆对口支援的单位中，有江苏省人民医院（南京医科大学第一附属医院）、南京医科大学第二附属医院、江苏省肿瘤医院（南京医科大学附属肿瘤医院）3家单位，7人来自南京医科大学系统。南京医科大学作为教育部"卓越医生教育培养计划"试点高校、全国排名较

前的医学院校，在医药卫生人才培养和医学科研开展等方面具有独特的优势。对没有高等医学院校、缺少教学资源和能力、医疗卫生人员学历普遍较低的克州地区医疗卫生发展而言，南京医科大学的支持是雪中送炭，必能对该地区的人才培养和医疗技术的提高起到重要的推动作用。

三、南京医科大学实力雄厚，多项指标位列行业前茅

南京医科大学是江苏省属重点建设高校、省部共建高校、教育部"卓越医生教育培养计划"试点高校。2015年成为教育部、国家卫生和计划生育委员会、江苏省人民政府三方共同建设的大学。

1.师资力量

南京医科大学现有南京市五台山、江宁两个校区，设有23个学院（部）和1个独立学院，在江苏、上海、浙江、山东等地拥有24所附属医院和50多所教学医院。学校设有24个本科专业和3个"5+3"本硕一体化专业，在校生总数1.4万多人。截至2018年6月，学校有在职教职工1700多人，学校编制专任教师853人，其中教授215人，副教授549人，博士生导师719人，硕士生导师2310人（含附属医院）。学校现有中国工程院院士1名，美国国家医学院外籍院士1名，"长江学者"特聘教授3名，"长江学者奖励计划"青年学者2名，国家"万人计划"百千万工程领军人才1名，国家"千人计划"9人，国家杰出青年科学基金获得者8人，优秀青年基金获得者11人，国家级教学名师1人，入选"教育部新世纪优秀人才支持计划"7人，"国家级教学团队"3个，教育部"创新团队"1个。学校是江苏省高层次人才培养计划——"333工程"培训基地。

2.学科建设

学校现有一级学科博士学位授权点8个（基础医学、临床医学、口腔医学、公共卫生与预防医学、药学、特种医学、护理学、生物学），二级学科博士学位授权点50个，交叉学科博士学位授权点3个（人文医学、临床医学工程、健康政策管理）；一级学科硕士学位授权点12个，二级学科硕士学位授权点73个；博士后科研流动站7个。学位授权点已覆盖医学、

理学、工学、管理学、法学、教育学和文学等7个学科门类；拥有3个国家重点学科、1个国家重点培育学科、28个国家临床重点专科、2个江苏省一级学科重点学科、3个江苏省一级学科重点培育学科。在全国第四轮学科评估中，学校公共卫生与预防医学在全国54所参评高校中获评A+等级。临床医学、分子生物学与遗传学、生物学与生物化学、神经科学与行为学、药理学和毒理学、免疫学、一般社会科学7个学科进入ESI全球排名前百名。基础医学、公共卫生与预防医学、临床医学、口腔医学是江苏省的高校优势学科。学校还设有基础医学、临床医学、公共卫生与预防医学、口腔医学、药学等博士后科研流动站。

3.科研机构

学校现有1个国家重点实验室、1个国家级国际联合研究中心、4个部级重点实验室、20个省级重点实验室（工程中心）。"十二五"以来，学校的科研水平不断跃升，承担了多项国家"863""973"项目，获得国家自然科学基金项目不断实现新突破，发表的SCI论文数量及论文影响因此均明显增长。

4.对外交流

学校广泛开展对外交流活动，积极与国内外的高等院校建立形式多样的联系与合作。学校与美国、加拿大、澳大利亚、瑞典、日本等国家以及中国台湾地区和中国香港地区的医学院校或科研机构建立了双边合作、学术交流关系。学校于2002年恢复招收留学生和港澳台学生，现有在校外国留学生和港澳台地区的学生700多人。

第二节

久久为功，创建南京医科大学附属克州人民医院

南京医科大学附属克州人民医院的建设从申请到正式挂牌历经15个月。经书面申请、学校审定、获批到正式挂牌，江苏省教育厅、江苏省卫健委、江苏省援疆指挥部、南京医科大学、江苏省"组团式"医疗援疆团队、克州人民医院均做出了积极的努力和贡献，使克州的医疗卫生事业和克州人民医院有了一个更高层次的发展平台。

一、众志成城集合力，积极进行附属医院申请

"组团式"医疗援疆团队入疆工作不久，就萌发了在祖国的最西部边陲建设医学院校附属医院的想法。克州人民医院多次提出申请，在江苏省对口支援新疆克州前方指挥部的组织协调下，克州人民医院向南京医科大学和江苏省卫生健康委员会提出书面申请，拟将克州人民医院设为南京医科大学附属医院。

二、双方签署合作协议，详细框定帮扶内容

计划把克州人民医院建成南京医科大学的非直属附属医院，是江苏"组团式"医疗援疆帮扶克州人民医院建设的又一有力举措，将为克州卫生事业带来新的发展思路和方法，提供更高层次的支持。通过多方努力及江苏援克指挥部的大力支持，"克州人民医院创建南京医科大学附属医院意向书"正式签订。南京医科大学附属克州人民医院的

建设，必将带动克州卫生事业实现更加快速的发展，带动克州乃至整个南疆地区的卫生事业走上新的台阶。

协议商定，南京医科大学和克州人民医院将在医疗、教学、科研等方面建立多方位、多层次、多领域的联系，把南京医科大学的人才优势、技术优势、专业优势引入克州人民医院，使其生根开花；把学校专业服务精神进一步化作发展边疆、支持边疆、服务边疆的动力；进一步弘扬南京医科大学"博学至精，明德至善"的校训精神，更好地为边疆各族人民服务，谱写更加辉煌的民族团结篇章。

三、交流交往显成效，校院合作更深入

江苏援克前指、克州州委组织部、克州卫生健康委十分重视附属医院的创建工作，积极促成医院与学校之间的交流交往活动。先后聘请多位教授为克州人民医院的特聘专家，指导克州人民医院在医教研管各方面齐发力，提升医院综合实力。为提高克州人民医院的医疗技术水平，克州人民医院不断派出医务人员到江苏学习，在为建设名副其实的三甲医院努力的同时，也为建成南京医科大学附属克州人民医院不断努力。学校领导和管理部门也来到了医院，给予申报方面的多方指导和帮助。

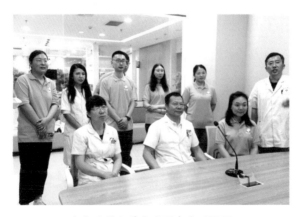

南京医科大学实践团在克州调研

四、附属医院终获批，开拓发展新局面

1.南京医科大学同意克州人民医院建为其附属医院

2019年3月21日，南京医科大学发文表示：按照全国援疆工作会议及教育部、国家卫健委有关文件精神，根据《南京医科大学附属医院优秀与准入证实施办法》，经南京医科大学校方专家组对克州人民医院认真评估后，认为克州人民医院达到了组建附属医院的标准，经南京医科大学常委会研究，决定同意克州人民医院成为南京医科大学附属医院，名称为"南京医科大学附属克州人民医院"。

克州人民医院成为南京医科大学附属医院后，原领导体制隶属关系、经费渠道不变，有关事宜按协议书办理。南京医科大学希望克州人民医院以此为契机，秉承大学精神和大学文化，接受学校的指导，在教学、科研、人才培养、学科建设等方面与学校各相关部门相互协作，加大高层次人才引进和培养力度，同时强化教学意识，更新教学观念，加大教学投入和教学建设，扎实推进教学科研等工作，为江苏、新疆两地的医学教育和医疗卫生事业做出更大贡献。

2.江苏省教育厅、江苏省卫生健康委员会批复克州人民医院建为南京医科大学附属克州人民医院

2019年5月9日，江苏省教育厅、江苏省卫生健康委员会经研究后，同意克孜勒苏柯尔克孜自治州人民医院建为南京医科大学附属克州人民医院，并发文要求南京医科大学进一步加强与附属克州人民医院的沟通协作，在学科建设、人才培养、科学研究和医疗服务诸方面对附属医院进行全面的指导和帮助。

3.正式揭牌

2019年7月13日，"南京医科大学附属克州人民医院"正式在克州人民医院挂牌，这标志着医院的发展乃至克州医疗卫生事业的发展迈上新的台阶。凝聚着江苏援疆的期盼与努力，承载着江苏、克州两地民众殷切的期望，从此，克州人民医院将插上飞翔的翅膀，翱翔在医疗卫生事业快速发展的天空。

第三节

内外联动提升水平, 科学研究迈上新台阶

一、挖掘地区优势,实现资源共享

医学的发展离不开科研,医院的发展、医务人员的成长也离不开科研。高等院校是科研的圣地,有着实力极强的科研团队和先进的科研设备。克州人民医院成为南京医科大学附属医院之后,学校积极对克州人民医院进行科研工作指导,实行资源共享,开放学校相关医学实验室和医学图书信息资源,同时对克州人民医院承担科研管理任务的相关人员进行培训,提高医务人员的科研能力。

由于克州独特的地理环境、民族特点等原因,在多发病、常见病等方面均呈现出独特之处,因此,有很好的临床及科研资源,同时也有很大的研究价值。例如柯尔克孜民族医药研究院,就为柯医药的科学发展搭建了平台。克州人民医院负责提供药材,学校提供技术与科研设备,共同进行柯医药的科学研究。柯尔克孜民族医药研究院积极推进柯医药发展的改革创新,形成了科学系统的柯尔克孜医药体系,双方正在共同努力,将柯医馆打造成具有本地特色的医疗服务中心,推进柯尔克孜民族医药的挖掘、研究和保护,使之更好地服务于患者。

二、创造良好环境，储备科研人才

南京医科大学公共卫生学院、康达学院、南医大二附院等单位先后送学到克州，为克州人民医院提供技术指导，培养科研和管理人才。南京医科大学还将推荐优秀人才到边疆地区实习、就业，并从医学院校及其他附属医院柔性引进高端人才，对医院进行短期现场服务和远程指导。学校还对医院进行专项技术指导，填补医院发展空白。协助医院进行优化管理，进一步提升科研创新能力。医院内部进一步加强科研管理，加大经费投入，激励员工积极投身于医疗科研活动，提升医院的竞争力和影响力。

三、专家引领，科研合作出成果

克州人民医院以学校专家、援疆专家和本地专家为引领，借助本地特色资源，将先天性心脏病、棘球蚴病（包虫病）、血凝疾病、宫颈疾病、脑瘫等地区性高发疾病作为主要研究内容，和学校开展联合研究，强化科学研究"从临床中来，为临床服务"理念。探索首席专家制和援疆专家导师制，加大对科学研究的考核力度，助推医学研究再上新的台阶。

四、扩大对外影响，拓宽国际交流渠道

南京医科大学携克州人民医院与吉尔吉斯共和国医疗单位签署合作协议，与吉国医学高等学府及公共医疗机构（如疾病预防控制中心）交流典型病例和流行病学研究成果，以推进中吉两国在医疗卫生领域的交流合作。利用双方现有科研条件和优势，积极争取国家自然科学基金委员会的支持，设立国际交流合作基金，对柯尔克孜民族医药的特色药品进行开发研究，对柯尔克孜种族迁移及体格特征演变进行科研调查，填补国际上相关领域的研究空白，提升双方的科研地位和影响力。

筹建柯尔克孜国际医学研究会，弘扬柯尔克孜医学文化。克州人民医院作为全国唯一的以柯尔克孜族为主体的医疗中心，将通过成立柯尔克孜国际医学研究会，利用跨境人才优势，进一步开展挖掘、收集、整理、系统研究柯尔克孜民族医学的工作，并将出版柯尔克孜医学专著，使之得到传承保护和发扬光大，更好地造福各族人民。

第四节

搭建医院发展平台，构筑人才培养高地

一、举办学位研修班，提升人员综合素质

克州人民医院的医生中，本科学历的占了多数；护理人员中，专科学历的占多数，与江苏等地的三级甲等医院相比，医护人员的学历普遍偏低。但由于克州医疗卫生人才严重匮乏，不可能通过脱产学习提高在职人员的学历。克州地处边疆，经济、教育、交通均较落后，招聘高学历人才也十分困难。鉴于此，为提高克州人民医院职工的整体文化及专业水平，南京医科大学在克州人民医院举办了同等学力申请硕士学位研修班。

同等学力申请硕士学位研修班采取的是集中授课方式。授课老师均来自南京医科大学，授课地点在克州人

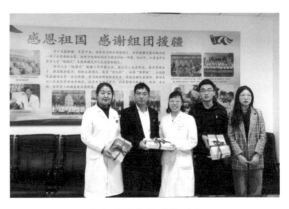

南京医科大学送学送教

民医院，每月中旬开课，每次授课9~10天。研修班共有15门课程，学员完成课程及考试合格修满学分，还要通过国家考试和学位论文答辩，方能拿到南京医科大学硕士学位证书。第一届南京医科大学附属克州人民医院同等学力研修班共有31名克州人民医院的年轻职工参加，他们在不耽误工作的同时就享受到南京医科大学优质的教育资源。研修班使学员提高了学力学位的同时，更激发出他们进一步钻研业务知识的热情，为以后的临床诊疗和科研工作打下了基础。

二、建成远程医疗网络，远程教育持续发力

克州人民医院已开通与南京医科大学及其多家附属医院的远程连线，在疑难病例讨论、教科研等多方面加强沟通和交流。各支援医院通过开展远程教学，帮助克州人民医院当地医务人员提升诊疗技术水平。"远程课堂"是江苏组团式医疗援疆开展远程教学的一种重要方式，"远程课堂"采用视频会议的形式，每周对相关知识进行讲解。专家的授课内容与学员的实际工作紧密联系，学员们非常珍惜这样的学习机会，希望通过自己的努力学习，把更多的理论知识运用到临床实践中。远程课堂促进了克州"1+4+N"组团医疗联盟的建设，克州人民医院、阿图什市人民医院、阿克陶县人民医院、乌恰县人民医院共同参与，将江苏先进的医疗技术和科学理念传输到基层，更能为危重疑难病患者提供优质的医疗服务，同时也为各个医院之间相互学习提供了平台，使得当地医务人员及时获取高水平的医学教育资源。从2019年8月开始，每周二、三、四江苏9家医院进行远程会诊和远程教学活动，克州三县一市和乡镇卫生院的医护人员可同时在线参与学习和讨论。

三、送学克州形式多样，着力培养当地人才

克州人民医院坚持请进来、送出去的原则，以南京医科大学为依托，以江苏对口支援新疆克州为桥梁，不断培养各类专业人才。江苏医疗援疆紧紧围绕克州需求，以"院包科"为基础，切实扩大江苏—克州双方的交流、交往范围，交流频度、深度、高度再创新高。仅2018年，就邀请知名专家来克州送学上门、教学查房、病例讨论、手术带教等活动121次，选派130余名专业人员到江苏有关单位跟班学习。江苏还实施了银发援疆计划，从江苏选派35名知名退休医疗专家，在克州开展义诊30余场次，义诊4000余人次，查房364人次，专题讲座35场次，师徒结对24人，带教示教486人次，为患者手术20台次。

四、学习先进管理理念，助推人才团队持续发展

南京医科大学设有医政学院和公共卫生学院，其中公共卫生学院在全国排名第一。医政学院有公共管理学系、医药经济与管理学系、南京医科大学卫生政策研究中心、人口健康与发展研究中心、医院管理研究所、卫生管理培训中心。公共卫生学院拥有江苏省重点（培育）学科"公共管理""社会医学与卫生事业管理"（"十二五"期间校级重点学科）、"健康政策与管理"（"十三五"期间校级重点学科）。这些机构的研究成果正是克州人民医院所需要学习和借鉴的。

南京医科大学作为克州人民医院的强大后盾，为克州人民医院培养、输送了许多优秀的医院管理人才，带去了最新的医院管理理念，帮助克州人民医院更新医院管理制度，使克州人民医院规范化发展。在援疆专家的帮助下，2018年有两位克州人民医院的行政管理员工被南京医科大学公共卫生管理学院录取为非全日制研究生，经过一年时间的继续深造，他们的科研、医院管理能力得到了快速提高。南京医科大学公共卫生学院还组织"一带一路"实践团队来到克州，实地调查了克州的卫生现状，在实践活动结束前，就实践活动中的所见所思组织了学术交流讨论会，提出了很多关于公共卫生事业管理的建议和好的思路，以及具有研究价值的科研方向。

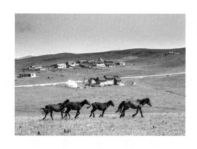

江苏组团医疗援疆之歌

词　曲：菠萝大哥　陈　彦
演　唱：菠萝大哥　陈　涵　援疆医生
总策划：丁　强　刘济生　华海庆
出品人：关永健　季　辉　姜　东

可爱的人
从江苏到新疆
肩负着神圣使命
为守护百姓健康
不远万里
舍小家为大家
用真情真诚真心
谱写着援疆华章
奉献 本就无怨无悔

可爱的人 可敬可亲
爱让同胞的心连在一起
请你相信 美丽心灵
当 都塔尔把古老的歌谣唱起

请扫描听歌曲

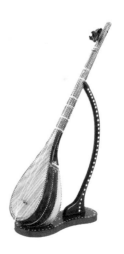

润心计划
点亮生命之光
我们联手抗结核
防治成效最大化
传承创新
民族医药研究院
医疗大巴扎深入
普及医学卫生服务
当爱　一路有我有你

可爱的人 可敬可亲
爱让同胞的心连在一起
请你相信 美丽心灵
当都塔尔把 古老的歌谣唱起

可爱的人 可敬可亲
爱让同胞的心连在一起
请你相信 美丽心灵
当都塔尔把 古老的歌谣唱起
当都塔尔把 古老的歌谣唱起

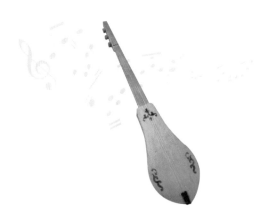

结　语

　　《医疗援助标准探索与实践——医疗人才"组团式"援助新疆模式》一书历时6个多月编写，终于在3年援疆工作收官之前付梓。

　　诚如该书书名所示，本书基于医疗人才"组团式"援疆3年实践，总结工作经验，探寻规律特点，努力为工作标准的建立与推行提供有力的支撑。无疑，这是一项艰辛而又有开创性的探索。在此过程中，得到国家卫健委、自治区党委组织部、自治区卫健委、江苏省委组织部、江苏省卫健委以及克州党委、政府的大力支持，这也是我们从开始提出想法，到克服重重困难坚持下来的动力源泉。在此，一并表示诚挚的感谢！

　　本书凝聚多名援疆干部和援疆专家的心血智慧，原前指总指挥、党委书记关永健多次主持召开书稿讨论会，还为本书亲自撰写文章"医疗人才"组团式"援疆模式创新研究"，为其他干部、专家做出良好表率。前指副总指挥、副书记季辉，前指副书记兼纪委书记姜东认真审读了书稿，并提出了宝贵意见。

　　祖国各民族血脉相连，援助工作任重道远，找差距、补短板，让我们共同努力，让追求美好生活成为永远的进行时。

本书编写组